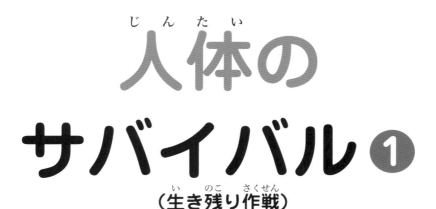

科学漫画 サバイバルシリーズ

人体の
サバイバル ①
（生き残り作戦）

かがくるBOOK

인체에서　살아남기　1

by

Text Copyright © 2009 by Gomdori co.

Illustrations Copyright © 2009 by Han Hyun-Dong

Japanese translation Copyright © 2010 Asahi Shimbun Publications Inc.

All rights reserved.

Original Korean edition was published by Mirae N Co.,Ltd.

Japanese translation rights was arranged with Mirae N Co.,Ltd.

through VELDUP CO.,LTD.

科学漫画　サバイバルシリーズ

人体の
サバイバル①

文：ゴムドリco.／画：韓賢東

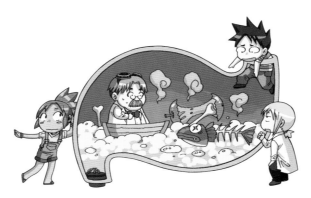

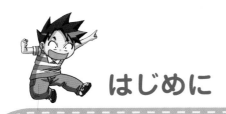

はじめに

　毎朝、私たちは目を覚まして1日が始まります。顔を洗い、ご飯を食べ、カバンを持って学校に行きます。このように、人は生まれた瞬間からいつも何かをしながら生きていますが、実際に体の中で何が起きているのかは、あまり意識していません。

　私たちが意識しない間にも、体はたくさんのことをしています。1日に約1万回まばたきをし、約2万回呼吸をし、約10万回心臓を動かすだけでなく、食べ物を消化して外部の細菌をやっつけることもします。

　このように、私たちが生きるためにこつこつと働いてくれる体について、詳しく知りたいと思いませんか？　どの器官がどんな働きをしているのか、その器官は体のどこにあるのか、またそこに何が起こると体にどんな変化が起きて病気になるのか、これらを知っておくことは大切です。体についての知識は、私たちが健康に暮らすためにとても役に立つからです。

　私たちの体は知れば知るほど、不思議で神秘的な機能があります。この本では、主人公のジオが人体の中で経験する冒険を通して、その機能を説明しています。人体がどれくらい精巧にできていて、各部分がどんなふうに関係しているのか、また体はどうして動くのかについて1つずつ知ることができるのです。

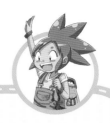

　『新型ウイルスのサバイバル』で、一緒にジャングル探検をしたピピが、ジオに会いにやって来ます。ジオはピピを連れて、ある研究所で働いているケイに会いに行くのですが、約束したにもかかわらず、ケイは電話に出ようとしません。それどころか、研究所の警備員は、ケイが研究所にいないと言うのです。しかし、ジオはサバイバルの達人の勘で、ケイが働いているノウ博士の研究室を訪れ、ヒポクラテス号という奇妙な探査船を見つけるのです。

　好奇心旺盛でいたずら好きのジオと、世界初の人体探査船を発明したという変人ノウ博士、不安な気持ちで2人を見つめるケイと、空腹を我慢できないピピ。この4人は、いったいどんな冒険をするのでしょうか？　サバイバルの達人、ジオの新たな冒険を期待しているみなさん。一緒に人体を探検する旅に出発しましょう。

ゴムドリco.　韓賢東（ハンヒョンドン）

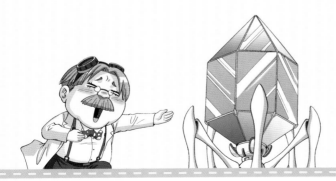

目次

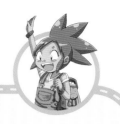

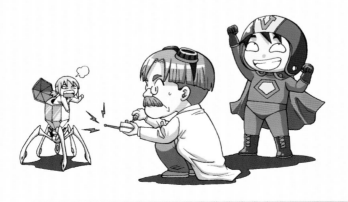

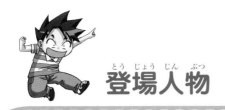

登場人物（とうじょうじんぶつ）

ピピに
つらい思（おも）いさせられない。
僕（ぼく）はサバイバルの達人（たつじん）なんだから、
耐（た）えてみせるよ！

ジオ

好奇心（こうきしん）が旺盛（おうせい）で、ヒポクラテス号（ごう）に乗（の）るやいなや、
あっという間にピピの体（からだ）に閉（と）じ込（こ）められてしまった我（われ）らが主人公（しゅじんこう）。
消化器（しょうかき）を通（とお）ってうんちになって外（そと）に出（で）ることを想像（そうぞう）して絶望（ぜつぼう）するが、
ピピのためならつらい旅（たび）を耐（た）えようとする、義理（ぎり）がたい所（ところ）がある。
新型（しんがた）ウイルス、異常気象（いじょうきしょう）に続（つづ）いて、人体（じんたい）でも苦労（くろう）することに
なるが、危機（きき）が訪（おとず）れる度（たび）に奇抜（きばつ）なアイデアで切（き）り抜（ぬ）ける
サバイバルの達人（たつじん）！

この偉大（いだい）なノウ博士（はかせ）に
ぬかりはないわい！

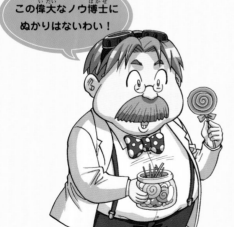

ノウ博士（はかせ）

自称天才博士（じしょうてんさいはかせ）で、
研究所（けんきゅうじょ）からも見（み）はなされるほどの変人（へんじん）。
ナノサイズに縮小（しゅくしょう）できる人体探検船（じんたいたんけんせん）ヒポクラテス号（ごう）を
発明（はつめい）するが、人生最大（じんせいさいだい）の発明品（はつめいひん）を自慢（じまん）したい誘惑（ゆうわく）に
負（ま）けて、結局（けっきょく）ジオと一緒（いっしょ）に危険（きけん）な人体（じんたい）サバイバルに
巻（ま）き込（こ）まれる。いつ何（なに）を思（おも）いつくかわからない
独特（どくとく）な思考回路（しこうかいろ）のせいで、いつも助手（じょしゅ）のケイに
お説教（せっきょう）されている。

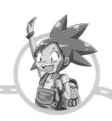

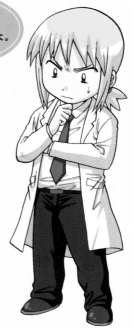

僕はピピが
豚に見えてきたよ。

ケイ

ウイルスからたくさんの人を救った潔癖症の医大生。
医療ボランティアから帰ってきて、今はノウ博士の助手として
働いている。変人のノウ博士が行う危険な実験のせいで
ストレスを感じている所に、問題児ジオと、相変わらず
不衛生なピピまで現れて、もっと頭の痛い状況におちいる。
結局、3人の面倒を見ることになるが、彼らの安全や健康に
細やかな気配りをするお兄ちゃん的存在。

ケイちゃんって
こんなに汚かったっけ？

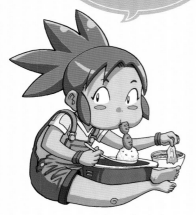

ピピ

ジオ、ケイと共にウイルスから世界を救った
ジャングルの少女。
ジオの国にやって来たはいいが、空腹のあまり、お菓子と
一緒にジオとノウ博士が乗ったヒポクラテス号を一口で
飲み込んでしまう。
ケイに手を洗うことを教わって、清潔になったと自分では
思っているが、歯石が付いていたりお腹に寄生虫がいたりと、
相変わらず清潔とはいえず、何でも食べてしまう癖も直って
いない。

1章
ピピの到着

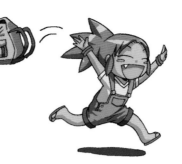
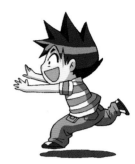

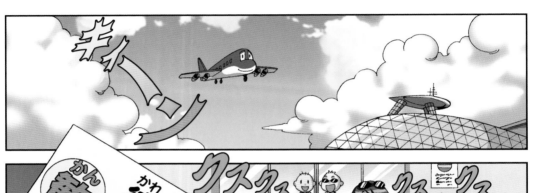

彼氏の国へようこそ！

歓迎

クスクス　クスクス　ハハ……

何？
あれ。

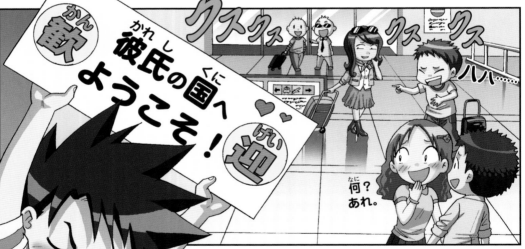

フッ

ピピが見たら驚くぞ。
モンゴル探検のついでなんて、
言い訳しないで、
僕に会いたいから来たって、
素直に言えばいいのに。

かわいいとこ
あるじゃないか〜。

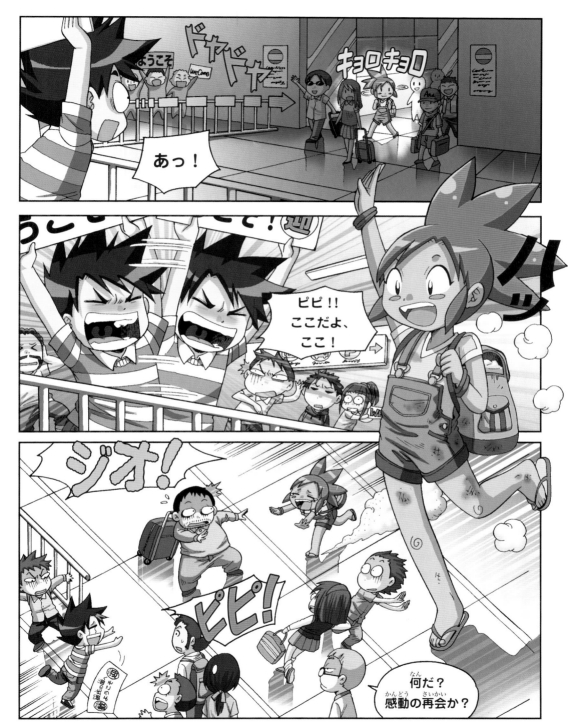

あっ！

ピピ!!
ここだよ、
ここ！

ジオ！

ピピ！

何だ？
感動の再会か？

11

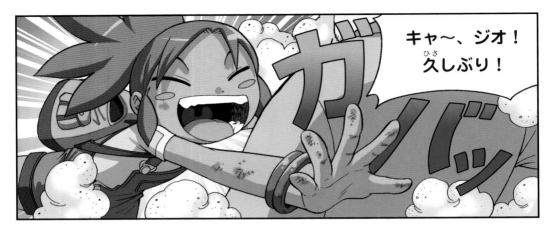

キャ〜、ジオ！
久しぶり！

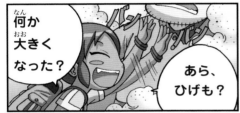

何か
大きく
なった？

あら、
ひげも？

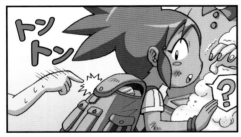

トン
トン

？

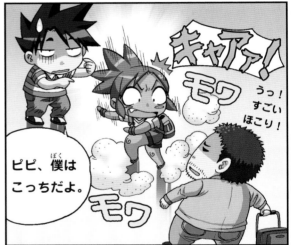

キャァァ！

モワ

うっ！
すごい
ほこり！

モワ

ピピ、僕は
こっちだよ。

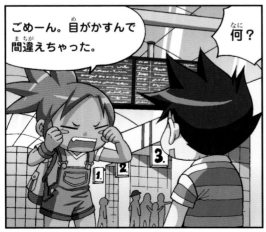

ごめーん。目がかすんで
間違えちゃった。

何？

1 2 3.

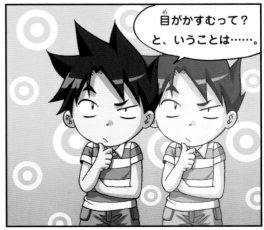

目がかすむって？
と、いうことは……。

12

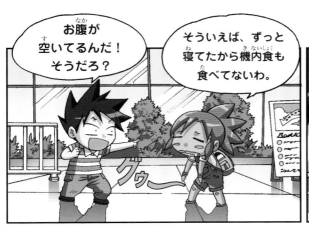

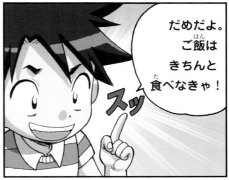

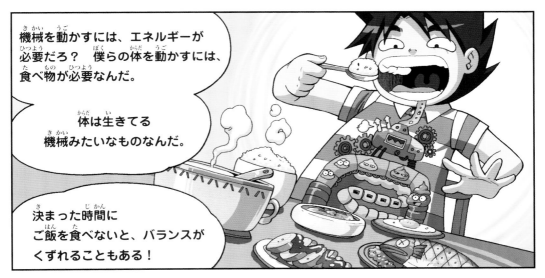

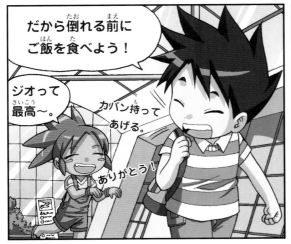

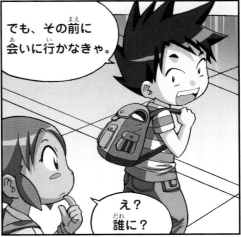

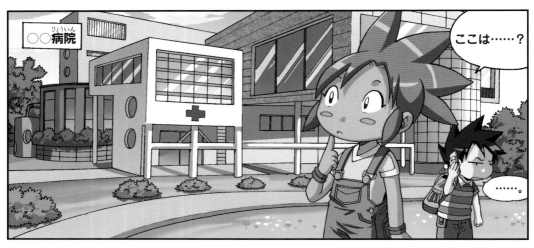

○○病院

ここは……？

……。

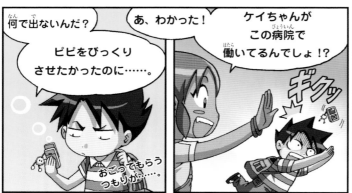

何で出ないんだ？

ピピをびっくり
させたかったのに……。

おごってもらう
つもりが……。

あ、わかった！

ケイちゃんが
この病院で
働いてるんでしょ！？

ギクッ

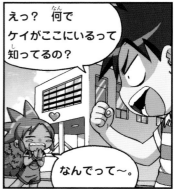

えっ？ 何で
ケイがここにいるって
知ってるの？

なんでって〜。

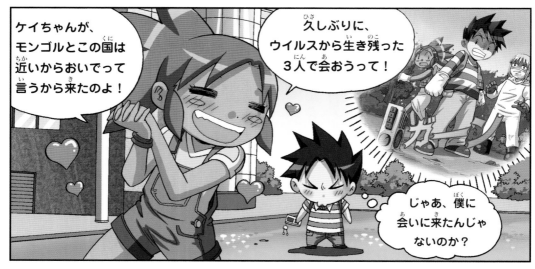

ケイちゃんが、
モンゴルとこの国は
近いからおいでって
言うから来たのよ！

久しぶりに、
ウイルスから生き残った
3人で会おうって！

じゃあ、僕に
会いに来たんじゃ
ないのか？

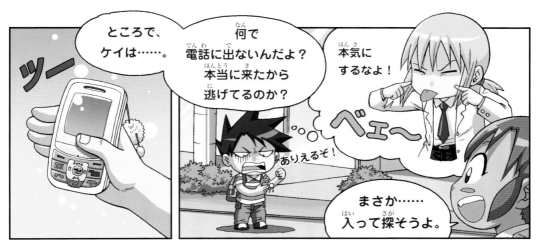

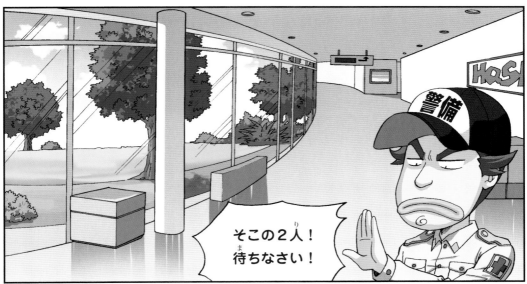

15

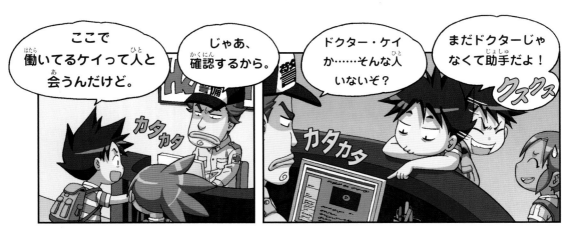

ここで働いてるケイって人と会うんだけど。

じゃあ、確認するから。

ドクター・ケイか……そんな人いないぞ？

まだドクターじゃなくて助手だよ！

クスクス

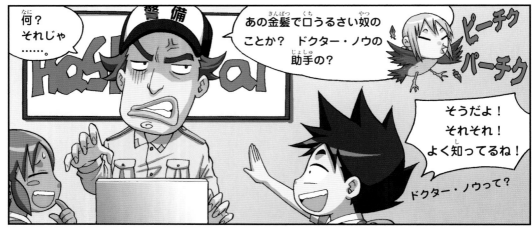

何？それじゃ……。

あの金髪で口うるさい奴のことか？ドクター・ノウの助手の？

ピーチクパーチク

そうだよ！それそれ！よく知ってるね！

ドクター・ノウって？

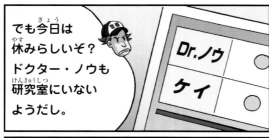

でも今日は休みらしいぞ？ドクター・ノウも研究室にいないようだし。

Dr.ノウ
ケイ

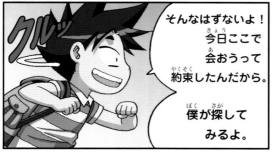

クルッ

そんなはずないよ！今日ここで会おうって約束したんだから。

僕が探してみるよ。

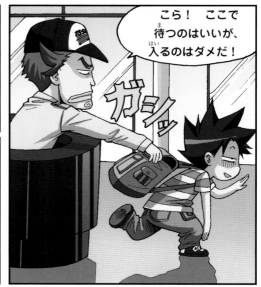

こら！ここで待つのはいいが、入るのはダメだ！

ガシッ

16

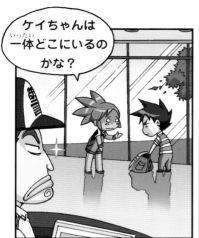

ケイちゃんは一体どこにいるのかな？

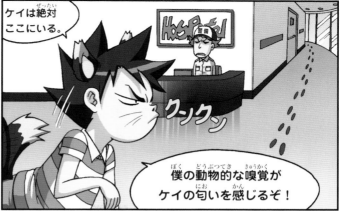

ケイは絶対ここにいる。

クンクン

僕の動物的な嗅覚がケイの匂いを感じるぞ！

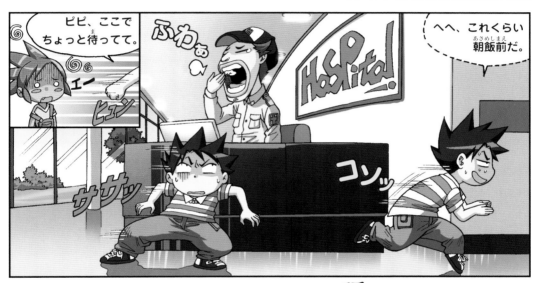

ピピ、ここでちょっと待ってて。

エー

ヒュン

ふわぁ

ササッ

コソッ

へへ、これくらい朝飯前だ。

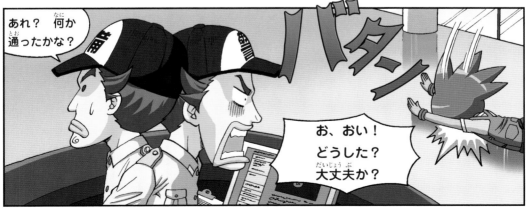

あれ？何か通ったかな？

バターン

お、おい！どうした？大丈夫か？

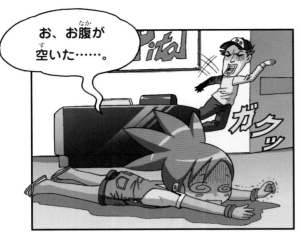

お、お腹が空いた……。

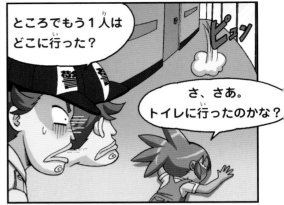

ところでもう1人はどこに行った？

さ、さあ。トイレに行ったのかな？

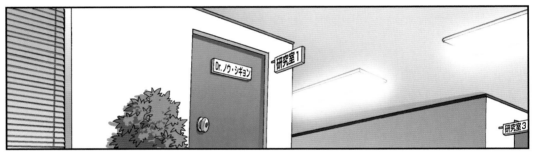

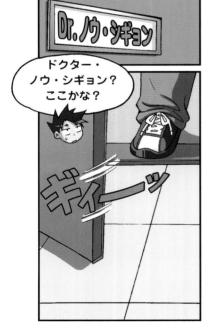

Dr. ノウ・シギョン

ドクター・ノウ・シギョン？ここかな？

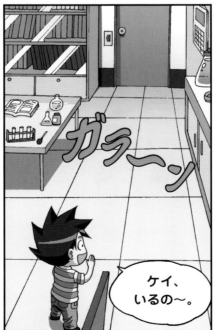

ケイ、いるの〜。

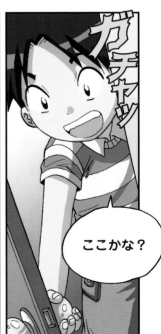

ここかな？

18

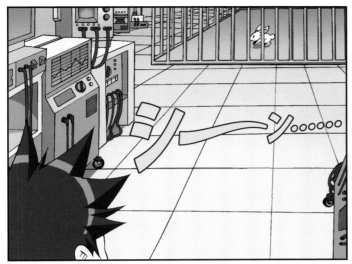

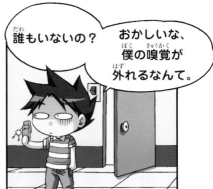

誰もいないの？

おかしいな、僕の嗅覚が外れるなんて。

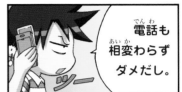

電話も相変わらずダメだし。

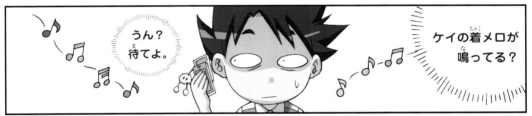

うん？待てよ。

ケイの着メロが鳴ってる？

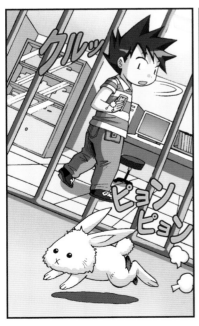

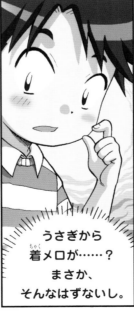

うさぎから着メロが……？まさか、そんなはずないし。

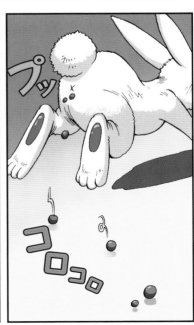

19

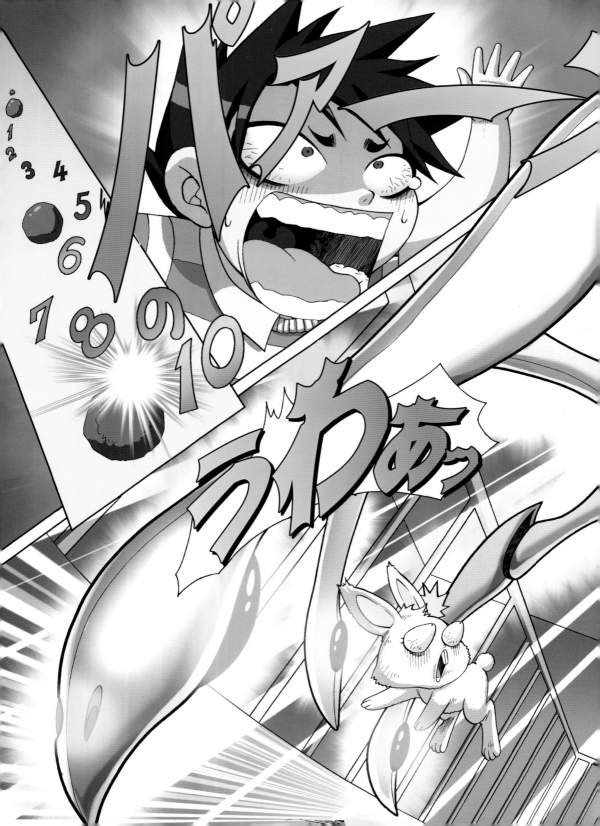

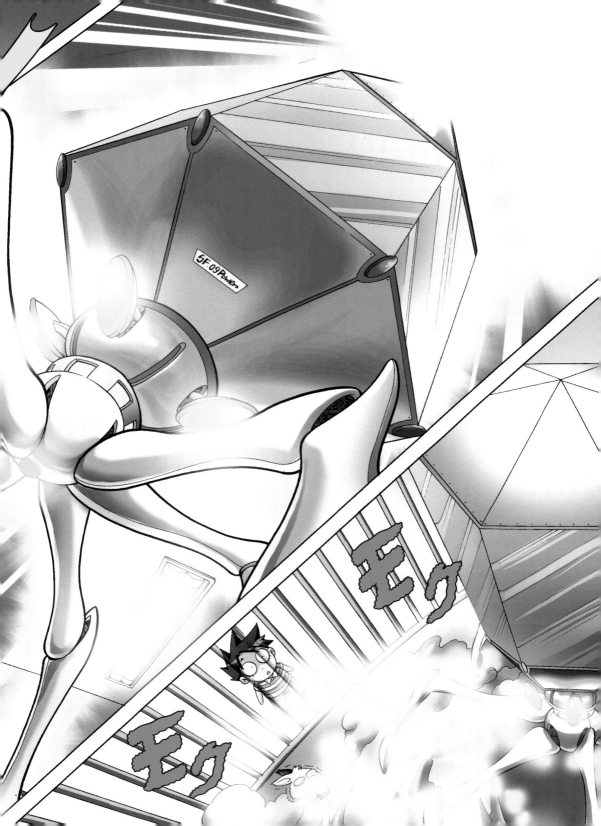

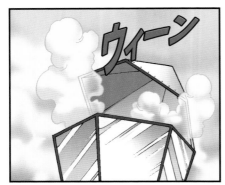

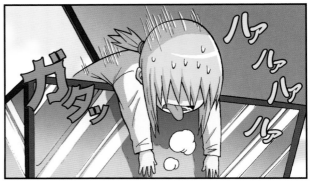

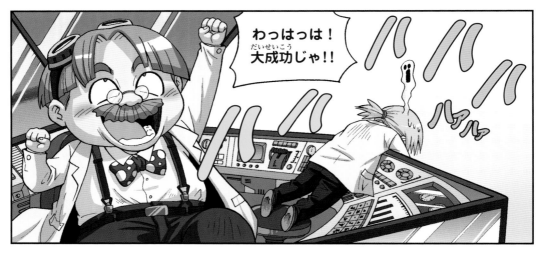

わっはっは！
大成功じゃ!!

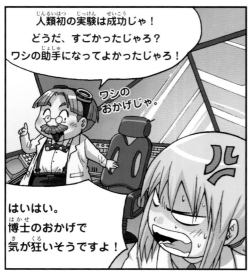

人類初の実験は成功じゃ！
どうだ、すごかったじゃろ？
ワシの助手になってよかったじゃろ！

ワシの
おかげじゃ。

はいはい。
博士のおかげで
気が狂いそうですよ！

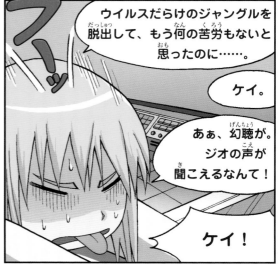

ウイルスだらけのジャングルを
脱出して、もう何の苦労もないと
思ったのに……。

ケイ。

あぁ、幻聴が。
ジオの声が
聞こえるなんて！

ケイ！

22

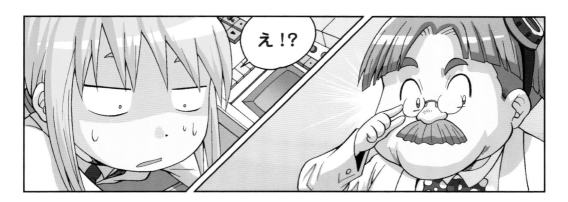

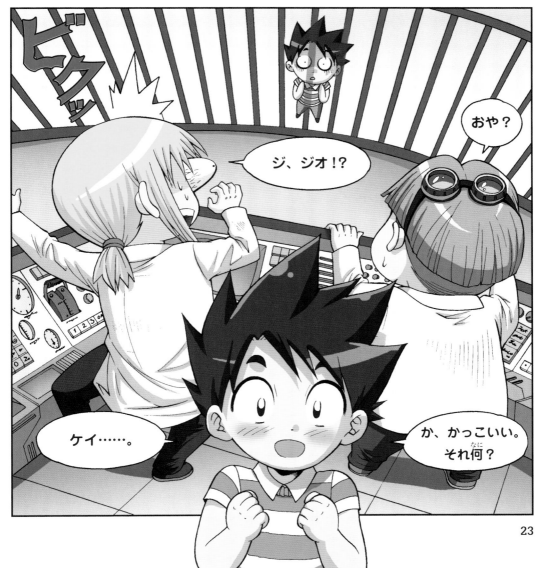

23

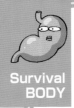

Survival BODY

不思議な私たちの体

　人の体は精巧な機械のようにできていて、小さな歯車が時計の針を動かすように、各器官がお互いに協力せずには、健康な体を維持できません。体の中には一体どんな器官があるのでしょうか？

人体の全自動システム－自律神経系

　人が近付くと勝手に開く自動ドアのように、人体には周囲の変化に合わせて自動で体を調節する自律神経系があります。自律神経系は私たちの意思で命令しなくても体の内外の変化を感じて判断し、呼吸、消化、体温、免疫、心拍などを調節します。そのため私たちは起きている時も寝ている時も、意識せずに呼吸や心臓を動かすなどの基本的な活動をすることができ、生命を維持できるのです。

人体の化学工場－消化器系

　自動車を動かすために燃料が必要なように、私たちの体も食べ物を食べないと生命を維持できません。しかし私たちが食べた物をエネルギーとして使うためには体内で化学的に分解しなければなりません。それを担当する器官が消化器系です。

　消化器系は食べ物が口から入って肛門から出るまでに通る食道、胃、小腸、大腸や肝臓、すい臓などの器官をいいます。これらの器官は消化液を利用して食べ物をブドウ糖、アミノ酸、脂肪酸などの栄養素に小さく分解して吸収し、残りの不要な成分を体の外に送り出します。

人体の消化過程

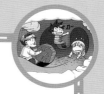

人体のポンプと水道管－心臓と血管

　消化して吸収した栄養分と呼吸によって得た酸素は、体の各部位や末端まで全てに届けられます。栄養分と酸素は血管を通って体中に運ばれますが、血が体の隅々まで行き渡るように力強く押し出しているのが心臓です。この心臓と血管の役割は、ポンプと水道管を使って高いビルの最上階から下の階まで送るのと同じようなものです。心臓は休むことなく、1年に約4千万回近くも動いていて、「心臓が止まる」とは「死ぬ」ことを意味するほど、体の最も重要な器官です。

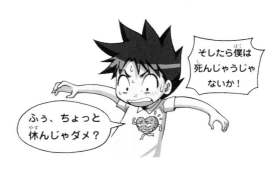

そしたら僕は死んじゃうじゃないか！

ふぅ、ちょっと休んじゃダメ？

人体のコンピューターとネットワーク－脳と神経

　体の各器官はそれぞれの役割をはたしていますが、体の全体的な情報を受け取って総合的に判断して統制するところも必要です。このような、全ての情報が行き来するネットワークの役割を果たすところが脳と神経です。私たちが見て聞いて感じることはもちろん、体内で起こる全てのことは神経の電気信号を通して速いものは秒速120メートルの速さで脳に伝えられます。すると約140億個の脳細胞からできている脳が情報を総合して判断し、生命を維持できるように各器官を指揮します。

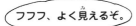

フフフ、よく見えるぞ。

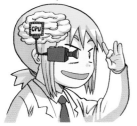

どうりで血も涙もないヤツだと思った。

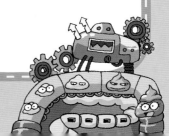

2章
ヒポクラテス号

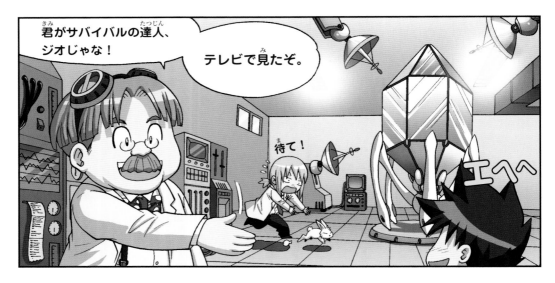

君がサバイバルの達人、ジオじゃな！

テレビで見たぞ。

待て！

エヘヘ

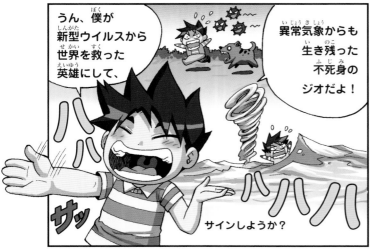

うん、僕が新型ウイルスから世界を救った英雄にして、

異常気象からも生き残った不死身のジオだよ！

ハハ

ハハハ

サッ

サインしようか？

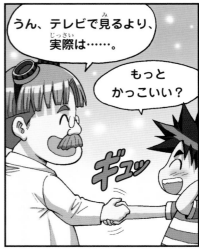

うん、テレビで見るより、実際は……。

もっとかっこいい？

ギュッ

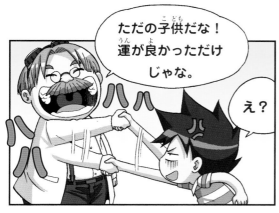

ただの子供だな！
運が良かっただけ
じゃな。

え？

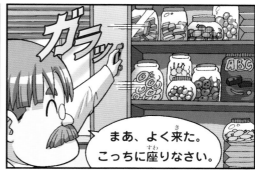

ガラッ

まあ、よく来た。
こっちに座りなさい。

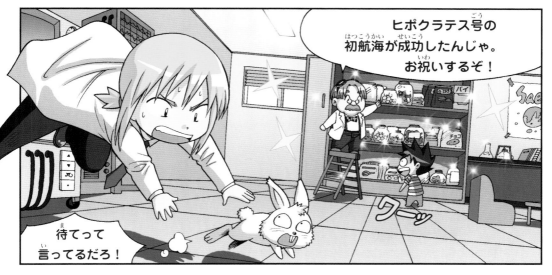

ヒポクラテス号の
初航海が成功したんじゃ。
お祝いするぞ！

待てって
言ってるだろ！

ワーッ

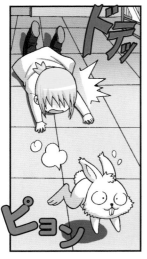

ドテッ

ピョン

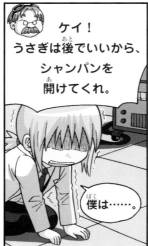

ケイ！
うさぎは後でいいから、
シャンパンを
開けてくれ。

僕は……。

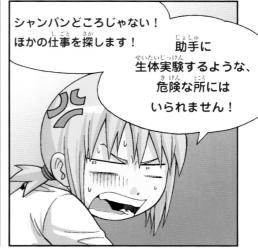

シャンパンどころじゃない！
ほかの仕事を探します！

助手に
生体実験するような、
危険な所には
いられません！

27

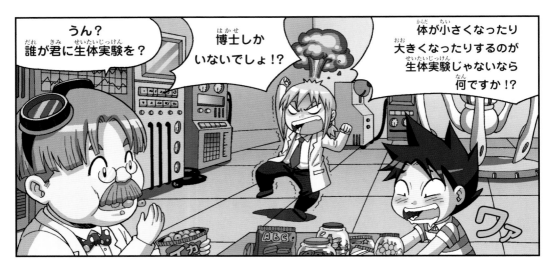

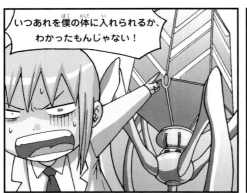

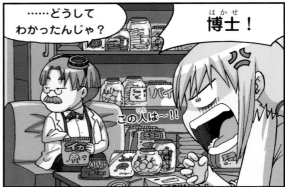

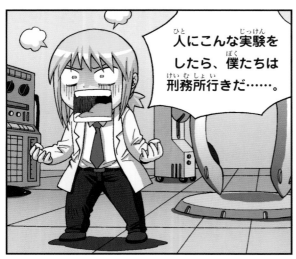

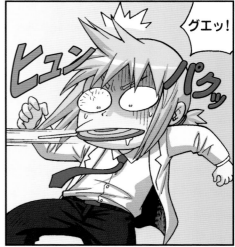

28

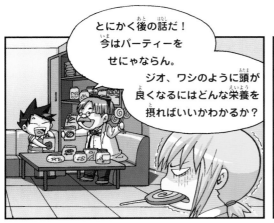

とにかく後の話だ！
今はパーティーを
せにゃならん。
ジオ、ワシのように頭が
良くなるにはどんな栄養を
摂ればいいかわかるか？

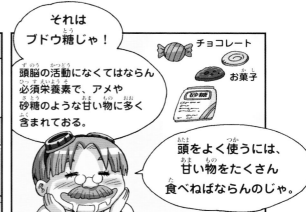

それは
ブドウ糖じゃ！

頭脳の活動になくてはならん
必須栄養素で、アメや
砂糖のような甘い物に多く
含まれておる。

チョコレート

お菓子

砂糖

頭をよく使うには、
甘い物をたくさん
食べねばならんのじゃ。

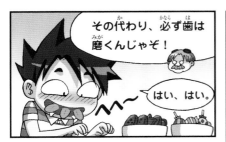

その代わり、必ず歯は
磨くんじゃぞ！

はい、はい。

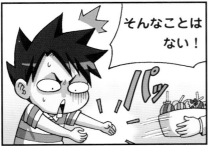

そんなことは
ない！

パッ

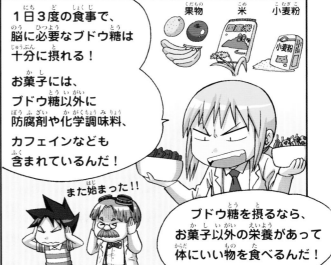

1日3度の食事で、
脳に必要なブドウ糖は
十分に摂れる！
お菓子には、
ブドウ糖以外に
防腐剤や化学調味料、
カフェインなども
含まれているんだ！

果物　米　小麦粉

また始まった！！

ブドウ糖を摂るなら、
お菓子以外の栄養があって
体にいい物を食べるんだ！

そうだ！　外で
ピピが待ってるのを
忘れてた。

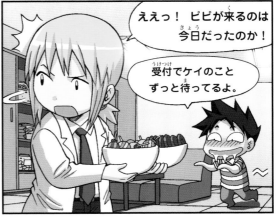

ええっ！　ピピが来るのは
今日だったのか！

受付でケイのこと
ずっと待ってるよ。

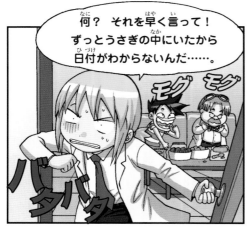

何？　それを早く言って！
ずっとうさぎの中にいたから
日付がわからないんだ……。

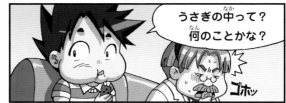

うさぎの中って？
何のことかな？

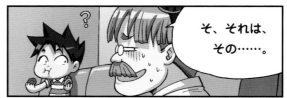

そ、それは、
その……。

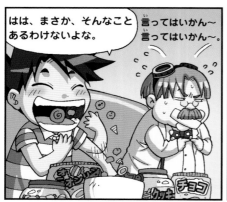

はは、まさか、そんなこと
あるわけないよな。

言ってはいかん〜
言ってはいかん〜。

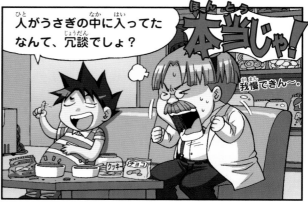

人がうさぎの中に入ってた
なんて、冗談でしょ？

本当じゃ！

我慢できん〜。

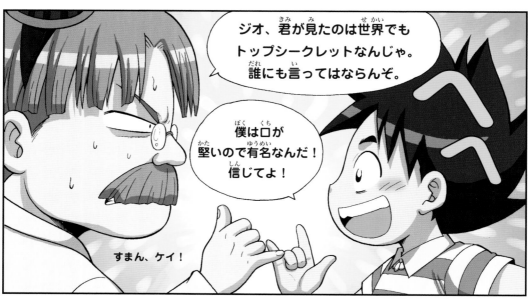

ジオ、君が見たのは世界でも
トップシークレットなんじゃ。
誰にも言ってはならんぞ。

僕は口が
堅いので有名なんだ！
信じてよ！

すまん、ケイ！

30

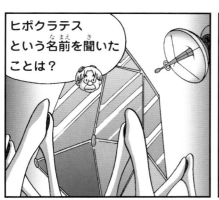

ヒポクラテス
という名前を聞いた
ことは？

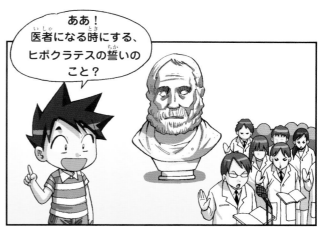

ああ！
医者になる時にする、
ヒポクラテスの誓いの
こと？

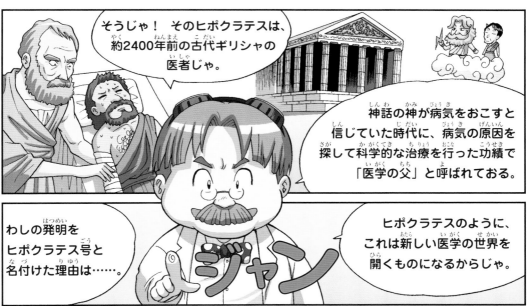

そうじゃ！　そのヒポクラテスは、
約2400年前の古代ギリシャの
医者じゃ。

神話の神が病気をおこすと
信じていた時代に、病気の原因を
探して科学的な治療を行った功績で
「医学の父」と呼ばれておる。

わしの発明を
ヒポクラテス号と
名付けた理由は……。

ヒポクラテスのように、
これは新しい医学の世界を
開くものになるからじゃ。

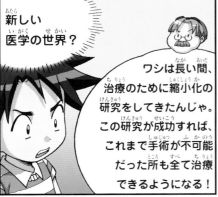

新しい
医学の世界？

ワシは長い間、
治療のために縮小化の
研究をしてきたんじゃ。
この研究が成功すれば、
これまで手術が不可能
だった所も全て治療
できるようになる！

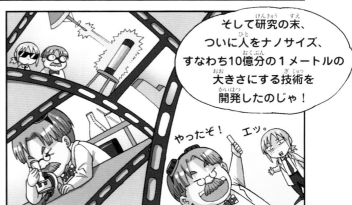

そして研究の末、
ついに人をナノサイズ、
すなわち10億分の１メートルの
大きさにする技術を
開発したのじゃ！

やったぞ！　エッ。

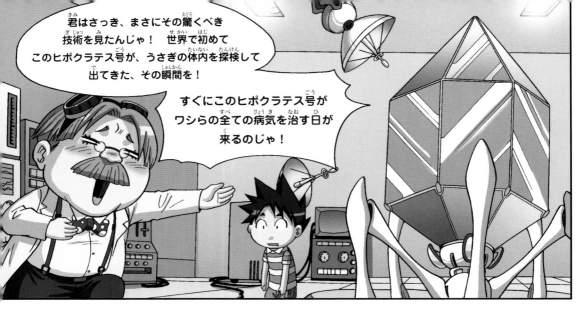

君はさっき、まさにその驚くべき技術を見たんじゃ！ 世界で初めてこのヒポクラテス号が、うさぎの体内を探検して出てきた、その瞬間を！

すぐにこのヒポクラテス号がワシらの全ての病気を治す日が来るのじゃ！

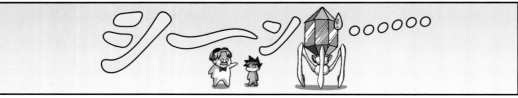

シーン‥‥‥‥‥

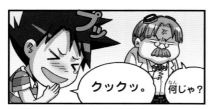

クックッ。

何じゃ？

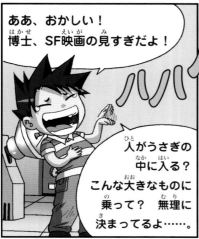

ああ、おかしい！ 博士、SF映画の見すぎだよ！

人がうさぎの中に入る？ こんな大きなものに乗って？ 無理に決まってるよ‥‥‥。

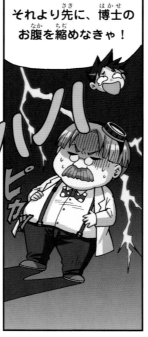

それより先に、博士のお腹を縮めなきゃ！

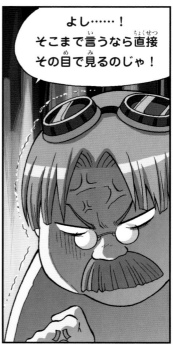

よし……！ そこまで言うなら直接その目で見るのじゃ！

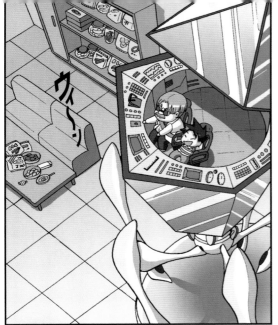

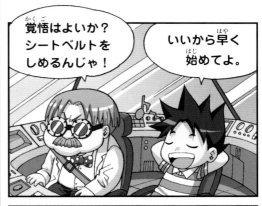

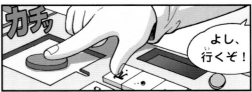

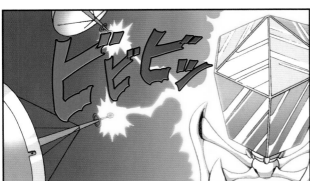

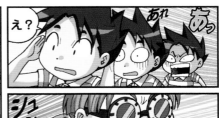

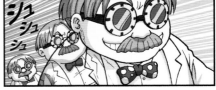

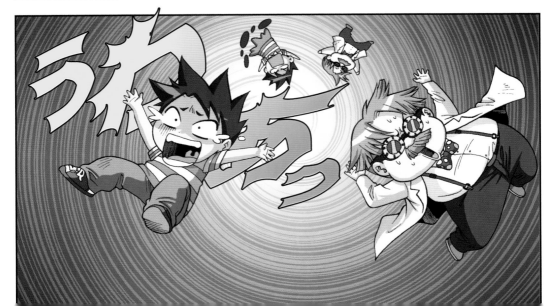

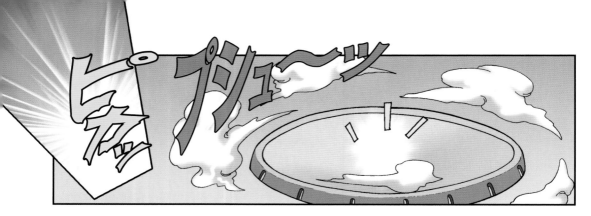

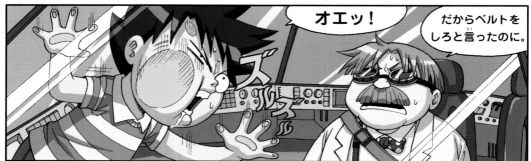

オエッ！

だからベルトをしろと言ったのに。

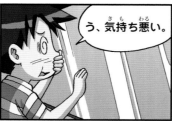

う、気持ち悪い。

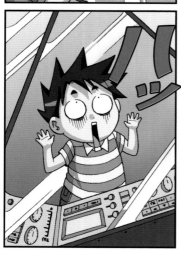

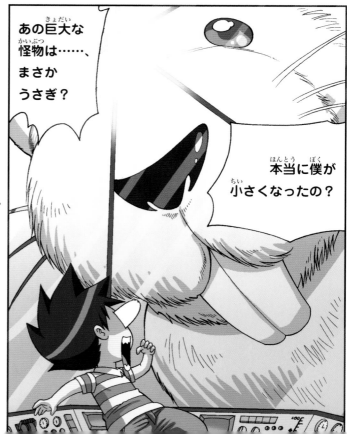

あの巨大な怪物は……、まさかうさぎ？

本当に僕が小さくなったの？

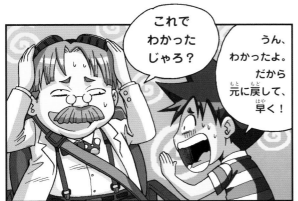

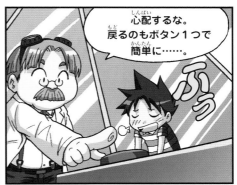

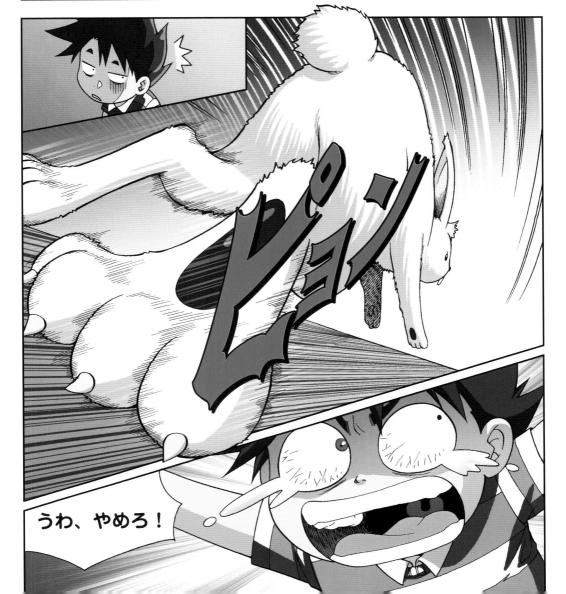

うわ、やめろ！

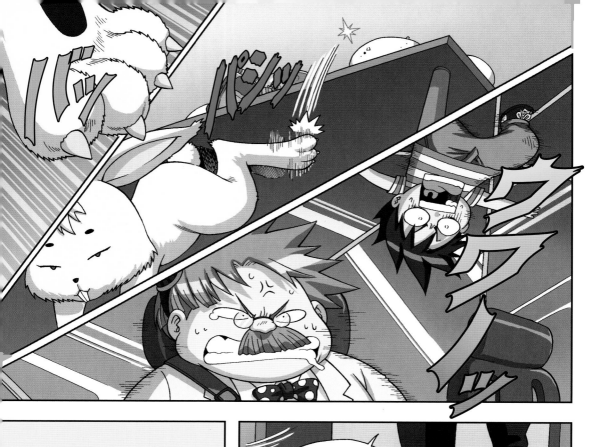

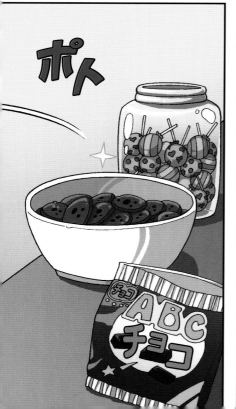

ポト

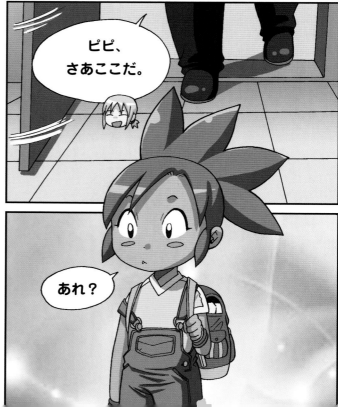

ピピ、
さあここだ。

あれ？

チョコ
ABC
チョコ

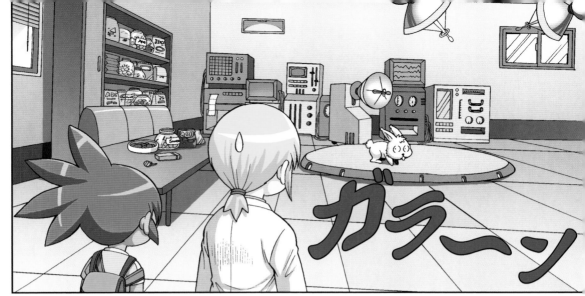

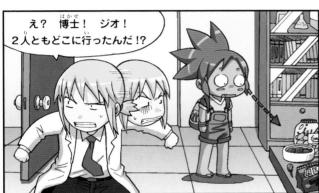

え？ 博士！ ジオ！
2人ともどこに行ったんだ!?

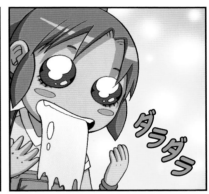

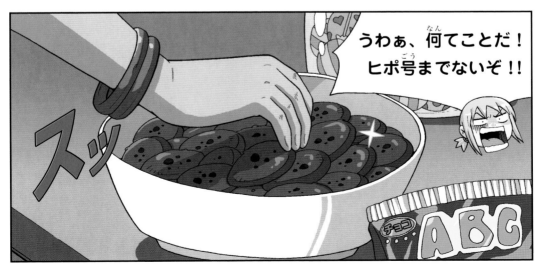

うわぁ、何てことだ！
ヒポ号までないぞ！！

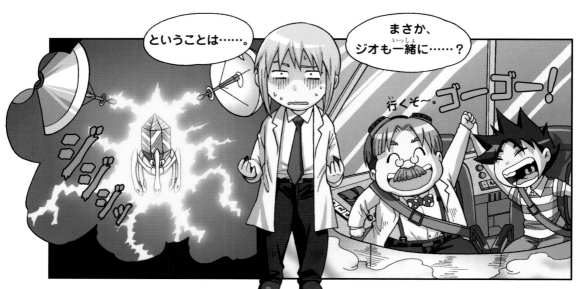

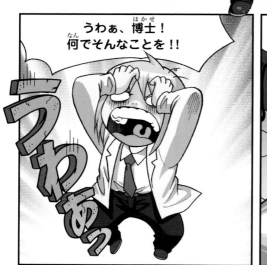

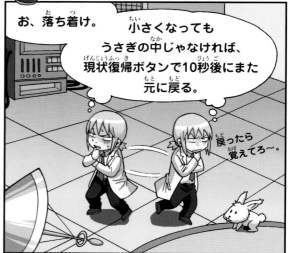

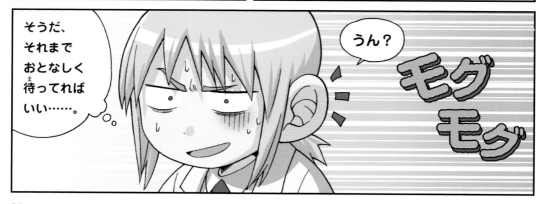

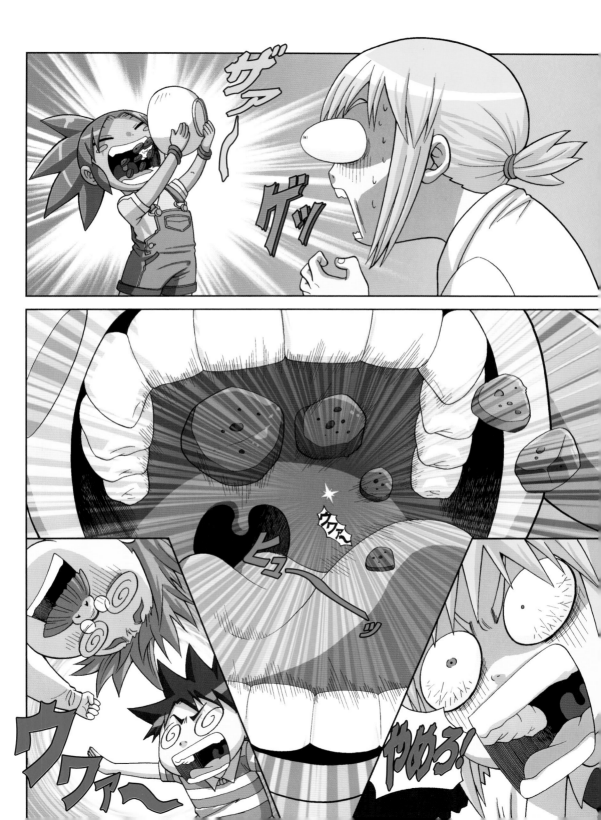

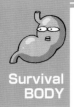

Survival
BODY

人体と栄養素

　人体が生命を維持するには、様々な栄養素が必要です。代表的な栄養素はエネルギー源である炭水化物と脂肪、タンパク質ですが、ビタミンやミネラルなどの栄養素も体の成長と生命維持に必要な成分です。もし1種類の栄養素だけが多すぎたり少なすぎたりすると、肥満や高血圧などの症状が現れることがあるので、健康を守るためにはバランスの取れた栄養素を摂取することが重要です。

炭水化物

　米や小麦粉でできた食べ物や、砂糖などの甘い食べ物には炭水化物が多く含まれています。炭水化物は筋肉を動かしたり体温を維持したりするのに使われる栄養素で、特に炭水化物を分解した時にできるブドウ糖は、脳のエネルギー源として使われるため、炭水化物は人体に最も大切な栄養素の1つです。しかし使われなかった炭水化物は体脂肪に変わり保存されるので、炭水化物を摂りすぎると太ってしまいます。

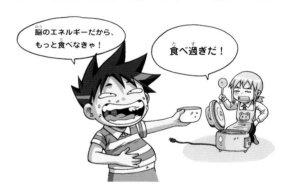

脳のエネルギーだから、もっと食べなきゃ！

食べ過ぎだ！

脂肪

　脂肪は炭水化物、タンパク質と共に体のエネルギーになる3大栄養素の1つで、体の構成要素の1つでもあります。皮膚の下や内臓表面に保存された脂肪は体温を調節して内臓を保護し、必要な場合に分解されてエネルギーとして使われます。しかし余った脂肪は体内に蓄積されるため、脂肪を摂りすぎると肥満になることもあります。また、体内の脂肪が増えると血中コレステロールの量が増え、それが血管の表面に付着して血の流れを妨げるため、動脈硬化や高血圧などの病気を引き起こすこともあります。

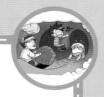

タンパク質

　タンパク質は体を構成する重要な栄養素で、筋肉や細胞、皮膚、爪など体のほとんどを作る成分であり、生理機能を調節する役目をします。肉や魚などに多く含まれており、栗やくるみなどのナッツ類や、牛乳などの乳製品にも入っています。特に成長期に必要な栄養素で、タンパク質が足りないと成長が遅れたり、疲れやすくなったりして免疫力が低下します。

ビタミン

　ビタミンは体の免疫や消化、成長などの機能に作用する栄養素です。他の栄養素に比べて必要な量はわずかですが、不足すると夜盲症、慢性疲労、ホルモン異常などを引き起こすことがあるので、果物や野菜などから十分に摂取しなければなりません。ただ、ビタミンDは摂取する以外にも、日光を浴びると皮膚でも作られます。夏なら、日本のどこでも数分間日光を浴びるだけで、人体で使うのに十分な量が作られるといいます。

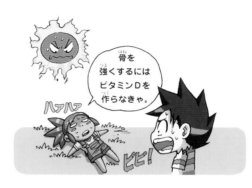

骨を強くするにはビタミンDを作らなきゃ。

ハァハァ

ビビ！

水分

　人体の約3分の2は水分でできています。水分は血液やリンパ液、細胞の間の組織液などの成分で、体温を維持し栄養素や酸素、老廃物を運搬する重要な役割をします。水分は汗や尿などで失われやすいので、頻繁に摂取しなければなりません。食べ物から摂取する水分を除くと、成人で1日約1.5リットルを飲むことになります。人は食べ物を摂らなくても数週間生きることができますが、水なしでは3日以上生きられないと言われるほど、私たちの体に必要なものなのです。

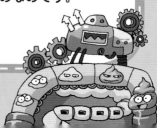

3章
ピピの口の中

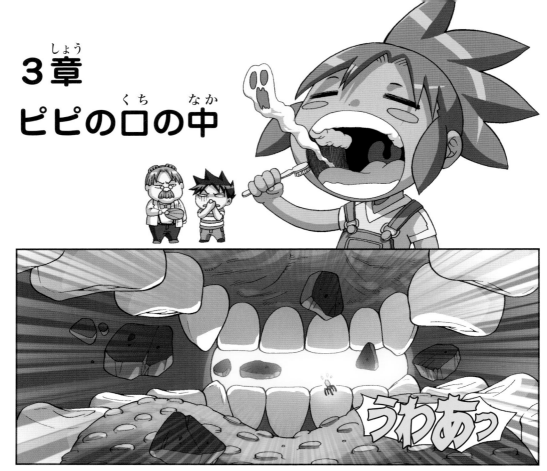

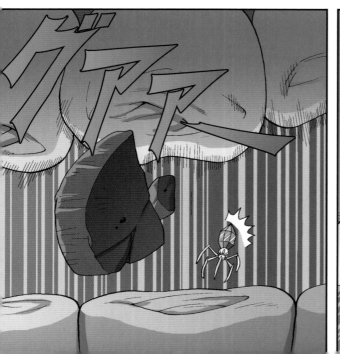

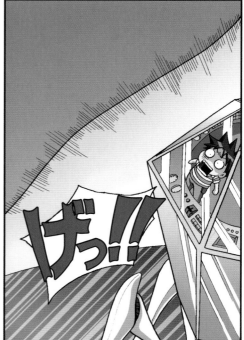

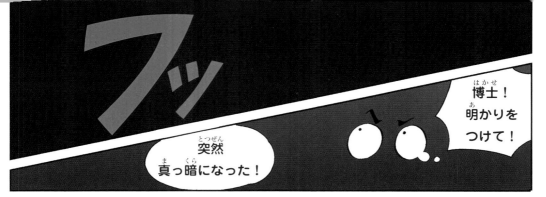

フッ

博士！
明かりを
つけて！

突然
真っ暗になった！

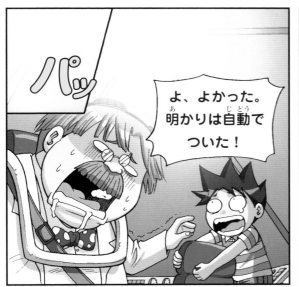

あれ？

パッ

よ、よかった。
明かりは自動で
ついた！

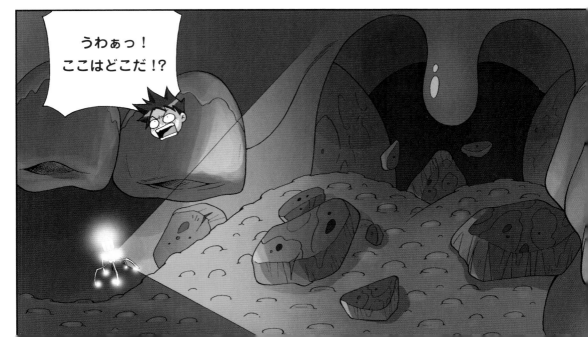

うわぁっ！
ここはどこだ！？

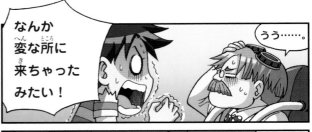

なんか変な所に来ちゃったみたい！

うう……。

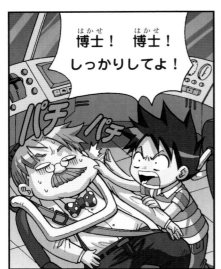

博士！　博士！
しっかりしてよ！

パチ　パチ

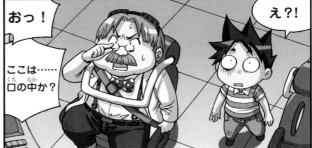

おっ！

ここは……口の中か？

え？！

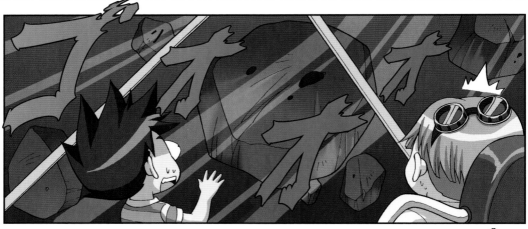

ゴォォォォ

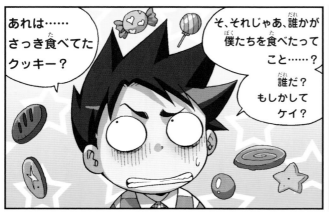

あれは……
さっき食べてたクッキー？

そ、それじゃあ、誰かが僕たちを食べたってこと……？
誰だ？
もしかしてケイ？

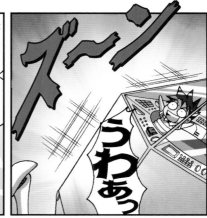

ズーン

うわぁっ

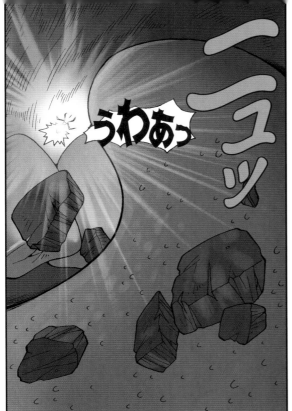

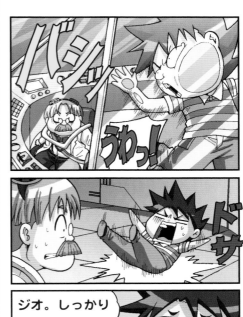

ジオ。しっかり
せんかい。

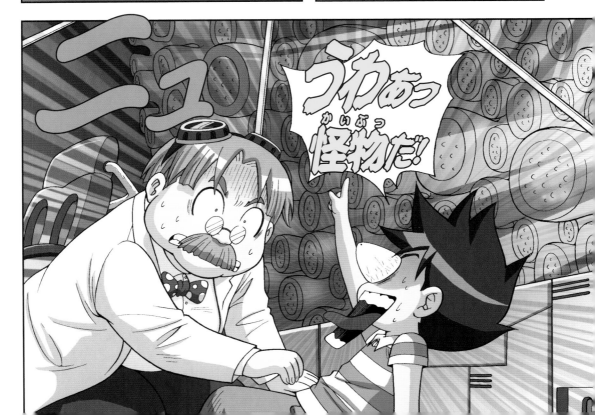

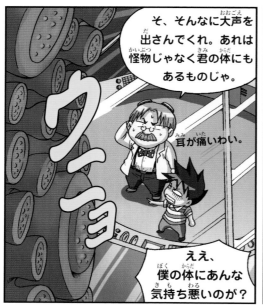

そ、そんなに大声を
出さんでくれ。あれは
怪物じゃなく君の体にも
あるものじゃ。

ウーッョ

耳が痛いわい。

ええ、
僕の体にあんな
気持ち悪いのが？

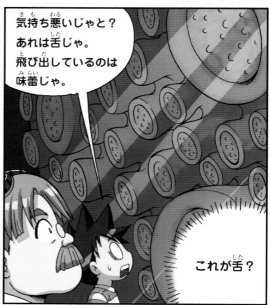

気持ち悪いじゃと？
あれは舌じゃ。
飛び出しているのは
味蕾じゃ。

これが舌？

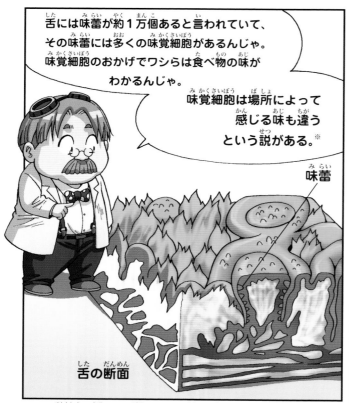

舌には味蕾が約1万個あると言われていて、
その味蕾には多くの味覚細胞があるんじゃ。
味覚細胞のおかげでワシらは食べ物の味が
わかるんじゃ。

味覚細胞は場所によって
感じる味も違う
という説がある。※

味蕾

舌の断面

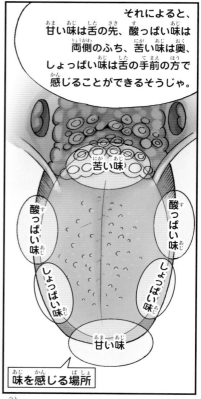

それによると、
甘い味は舌の先、酸っぱい味は
両側のふち、苦い味は奥、
しょっぱい味は舌の手前の方で
感じることができるそうじゃ。

苦い味

酸っぱい味

酸っぱい味

しょっぱい味

しょっぱい味

甘い味

味を感じる場所

46　※専門家の間には、場所によって感じる味が違うというのは誤り、という人もいます。

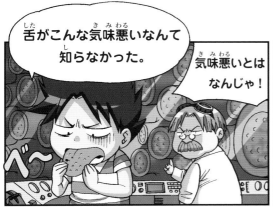

舌がこんな気味悪いなんて知らなかった。

気味悪いとはなんじゃ！

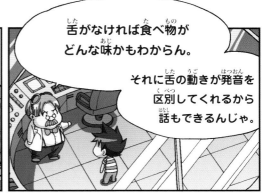

舌がなければ食べ物がどんな味かもわからん。

それに舌の動きが発音を区別してくれるから話もできるんじゃ。

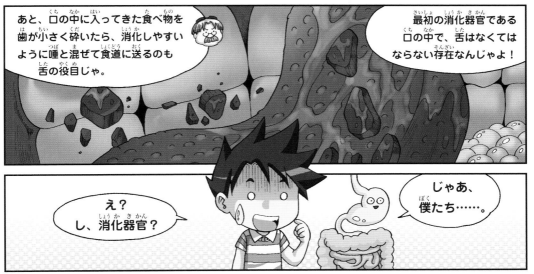

あと、口の中に入ってきた食べ物を歯が小さく砕いたら、消化しやすいように唾と混ぜて食道に送るのも舌の役目じゃ。

最初の消化器官である口の中で、舌はなくてはならない存在なんじゃよ！

え？し、消化器官？

じゃあ、僕たち……。

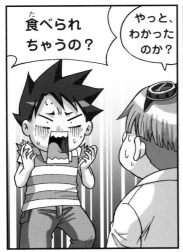

食べられちゃうの？

やっと、わかったのか？

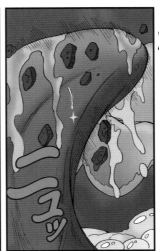

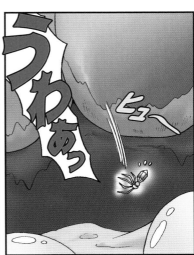

うわあっ

ヒュ

47

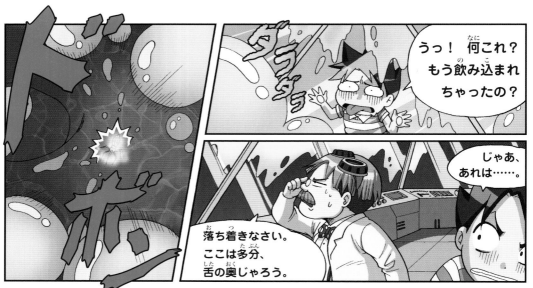

うっ! 何これ?
もう飲み込まれ
ちゃったの?

じゃあ、
あれは……。

落ち着きなさい。
ここは多分、
舌の奥じゃろう。

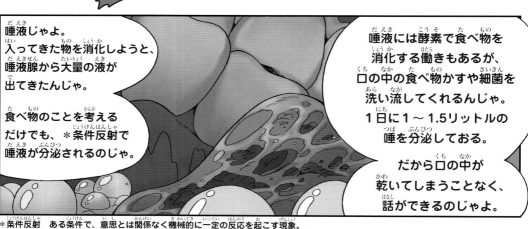

唾液じゃよ。
入ってきた物を消化しようと、
唾液腺から大量の液が
出てきたんじゃ。

食べ物のことを考える
だけでも、＊条件反射で
唾液が分泌されるのじゃ。

唾液には酵素で食べ物を
消化する働きもあるが、
口の中の食べ物かすや細菌を
洗い流してくれるんじゃ。
1日に1〜1.5リットルの
唾を分泌しておる。
だから口の中が
乾いてしまうことなく、
話ができるのじゃよ。

＊条件反射 ある条件で、意思とは関係なく機械的に一定の反応を起こす現象。

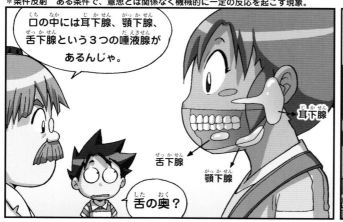

口の中には耳下腺、顎下腺、
舌下腺という3つの唾液腺が
あるんじゃ。

舌下腺

顎下腺

耳下腺

舌の奥?

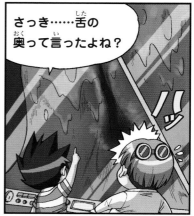

さっき……舌の
奥って言ったよね?

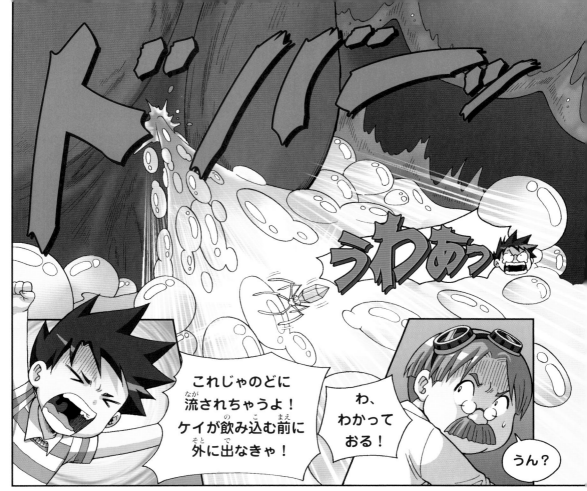

これじゃのどに
流(なが)されちゃうよ！
ケイが飲(の)み込(こ)む前(まえ)に
外(そと)に出(で)なきゃ！

わ、
わかって
おる！

うん？

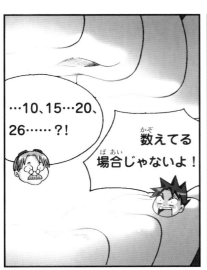

…10、15…20、
26……？！

数(かぞ)えてる
場合(ばあい)じゃないよ！

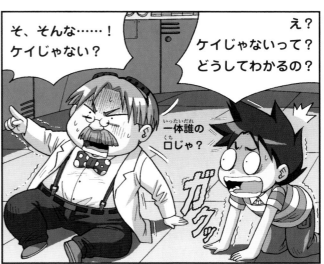

え？
ケイじゃないって？
どうしてわかるの？

そ、そんな……！
ケイじゃない？

一体誰(いったいだれ)の
口(くち)じゃ？

49

人は死ぬまでの間に、2度歯が生える。

生まれて6〜8カ月から乳歯が生えて2〜3歳で20本になる。そして5歳から12歳の間に乳歯が抜けて永久歯が生え28本になる。これに親知らずが生えると全部で32本になるんじゃ。

じゃがここには、生え始めの小さな永久歯を含めて全部で26本。

ここは5歳から12歳の子供の口の中ということじゃ！

生後6カ月〜 2、3歳 乳歯20本

5〜12歳 永久歯28本

成人 親知らずを含め32本

何よりも、潔癖症のケイの歯にしては汚すぎじゃ！

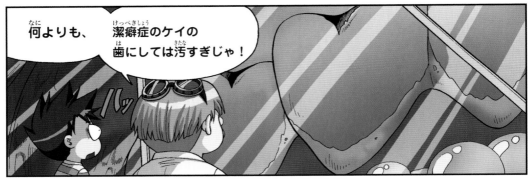

虫歯に！

歯石まで！

これは1日や2日歯を磨いてないどころじゃない！

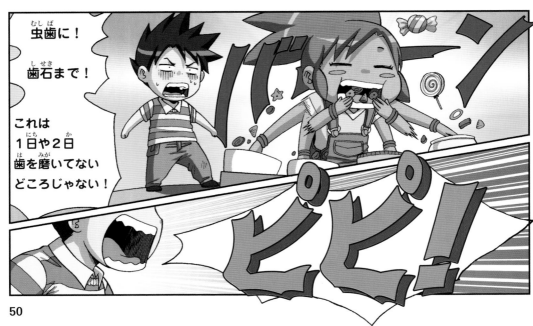

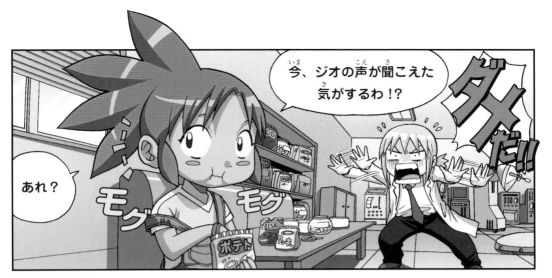

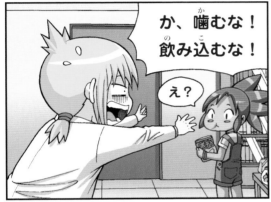

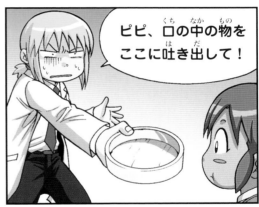

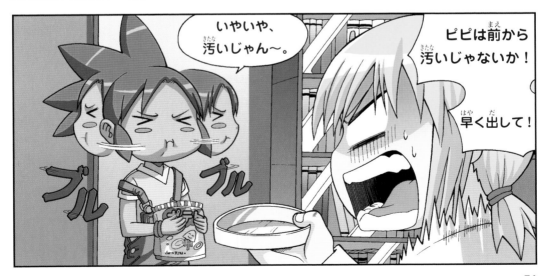

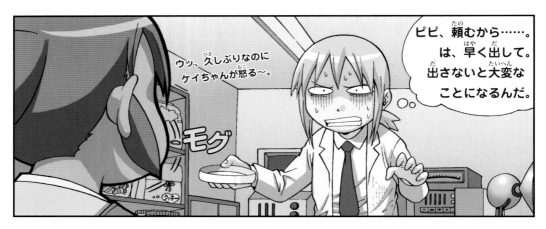

ピピ、頼むから……。
は、早く出して。
出さないと大変な
ことになるんだ。

ウッ、久しぶりなのに
ケイちゃんが怒る〜。

モグ

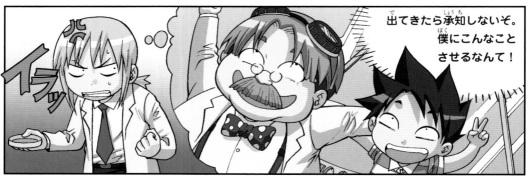

出てきたら承知しないぞ。
僕にこんなこと
させるなんて！

イラッ

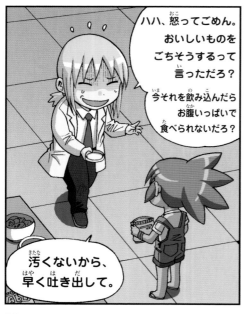

ハハ、怒ってごめん。
おいしいものを
ごちそうするって
言っただろ？
今それを飲み込んだら
お腹いっぱいで
食べられないだろ？

汚くないから、
早く吐き出して。

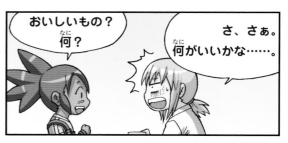

おいしいもの？
何？

さ、さぁ。
何がいいかな……。

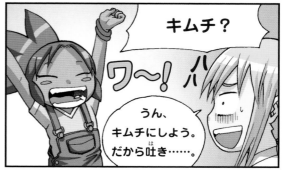

キムチ？

ワ〜！

ハ
ハ

うん、
キムチにしよう。
だから吐き……。

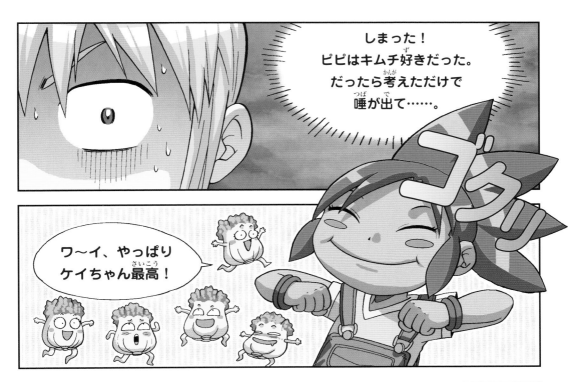

しまった！
ピピはキムチ好きだった。
だったら考えただけで
唾が出て……。

ワ〜イ、やっぱり
ケイちゃん最高！

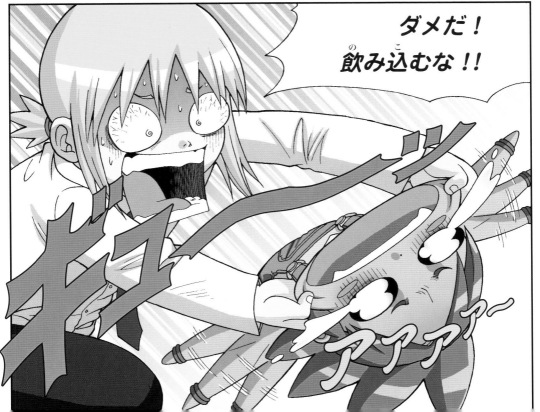

ダメだ！
飲み込むな！！

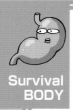

Survival
BODY

消化器系　口
しょうか きけい　くち

　口は消化が始まるところで、消化器系のうち、唯一直接見ることができる器官
くち しょうか はじ　　　　　　　　　しょうか きけい　　　　　ゆいいつちょくせつみ　　　　　　　　　　 きかん
です。しわのよった口蓋（口の中の上壁）は、歯が食べ物を小さく砕く間に、ちゃ
こうがい くち なか じょうへき　　 は た もの ちい くだ あいだ
んと噛み砕かれていない食べ物が咽喉（のど）に行かないように止める働きをし
か くだ　　　　　　　　　　た もの いんこう　　　　　い　　　　　　　　と はたら
ます。舌の下と横にある唾液腺は消化酵素が含まれる唾液を分泌し、唾液は食べ
した した よこ　 だえきせん しょうかこうそ ふく　 だえき ぶんぴつ　だえき た
物を消化しやすいどろどろの状態にします。そして舌は食べ物の味を感じ、口の
もの しょうか　　　　　　　じょうたい　　　　　　　した た もの あじ かん　 くち
中を動き回って食べ物を咽喉に送ります。
なか うご まわ　　 た もの いんこう おく

歯
は

　体中で最も硬い成分でできている歯は、食べ物を
からだじゅう もっと かた せいぶん　　　　　 は　　 た もの
噛んで小さく砕く働きをします。食後に歯をきれい
か ちい くだ はたら　　　　　　しょくご は
に磨かないと、歯と歯の間や表面に食べ物のかすや
みが　　　　　　 は は あいだ ひょうめん た もの
細菌が残り、それが歯垢になります。この歯垢の中
さいきん のこ　　　　　　 しこう　　　　　　　　 しこう なか
の細菌が食べ物のかすを分解する時に発生する酸で
さいきん た もの　　 ぶんかい とき はっせい さん
歯の表面のエナメル質が溶けて、細菌が歯の中まで
は ひょうめん　　　 しつ と　　　　さいきん は なか
浸透して虫歯になります。エナメル質は1度溶ける
しんとう むしば　　　　　　　　　　　　 しつ ど と
と元に戻らないので、食後には虫歯にならないよう
もと もど　　　　　　しょくご　　　 むしば
に歯をきれいに磨かなければいけません。
は　　　　　 みが

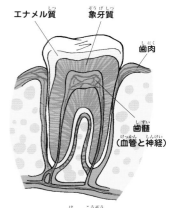

エナメル質　　　　象牙質
しつ　　　　ぞうげしつ

歯肉
しにく

歯髄
しずい
（血管と神経）
けっかん しんけい

歯の構造
は こうぞう

唾液
だえき

　唾液腺は1日に1～1.5リットルの唾液を分泌し
だえきせん にち　　　　　　　　　 だえき ぶんぴつ
ます。唾液は99％以上が水分で、残りは粘液成分
だえき い じょう すいぶん　 のこ ねんえきせいぶん
やいろいろな酵素です。特に消化酵素であるアミ
こうそ　　 とく しょうかこうそ
ラーゼは、お米の主成分であるでんぷんを分解する
こめ しゅせいぶん　　　　　　　　ぶんかい
作用があります。これ以外にも唾液は食べ物を飲み
さよう　　　　　　　　 いがい だえき た もの の
込みやすくし、口の中が乾かないように保ち、食べ
こ　　　　　　 くち なか かわ　　　　　たも　　 た
物のかすや細菌、死んだ細胞を洗い流す働きをします。
もの　　 さいきん し さいぼう あら なが はたら

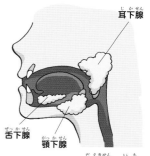

耳下腺
じかせん

舌下腺
ぜっかせん

顎下腺
がっかせん

唾液腺の位置
だえきせん いち

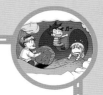

舌

　舌の先を指でつまんだまま唾を飲み込もうとしても、うまく飲み込めません。これは口の中の物を食道に送る働きをする舌を動かないようにしたためです。また、舌は噛み砕いたものを飲み込む前に唾と混ぜる役目もしますし、舌の表面にある味蕾を通して甘い、酸っぱい、苦い、しょっぱいなどの味を感じます。ただし、辛い味は味ではなく痛みの一種なので、口の中の皮膚の痛覚細胞を通して感じます。この他にも舌は冷たいのか熱いのか、やわらかいのかなどを感じて、私たちが食べ物の味をより一層多様に感じられるようにしてくれます。また舌は発声、発音の調整もします。

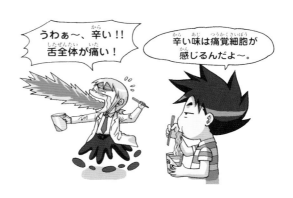

うわぁ〜、辛い！！
舌全体が痛い！

辛い味は痛覚細胞が感じるんだよ〜。

正しい歯の磨き方

1．食べ物を噛む面は、歯ブラシを前後に往復させてそれぞれ10回ずつ磨きます。

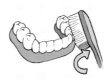

2．歯の外側は歯茎から歯の先へ、歯ブラシを回しながら磨きます。

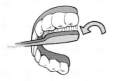

3．歯の内側は歯茎から歯の先へ、歯ブラシを回しながら磨きます。

4．前歯の内側の面は、歯ブラシを立てて内側から外側に向かって細かく動かして磨きます。

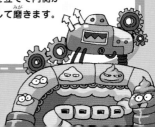

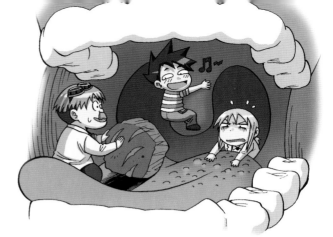

4章
体の中で
1泊2日

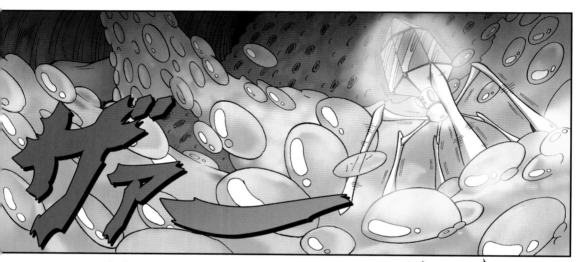

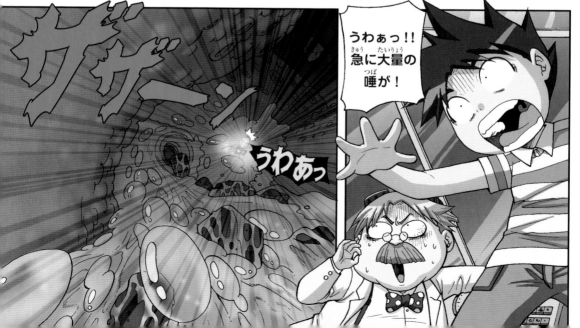

うわぁっ!!
急に大量の
唾が!

うわぁっ

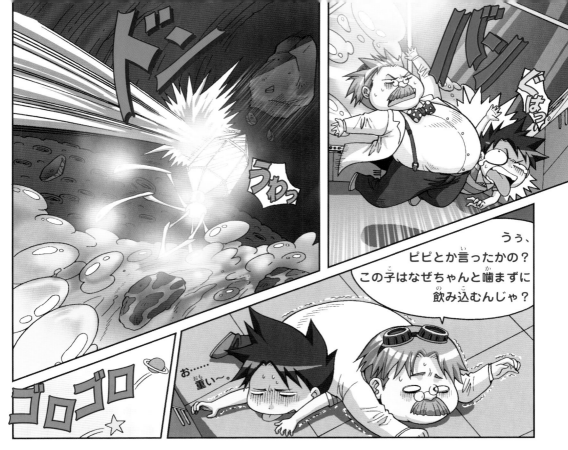

うぅ、
ピピとか言ったかの？
この子はなぜちゃんと噛まずに
飲み込むんじゃ？

お……
重い～。

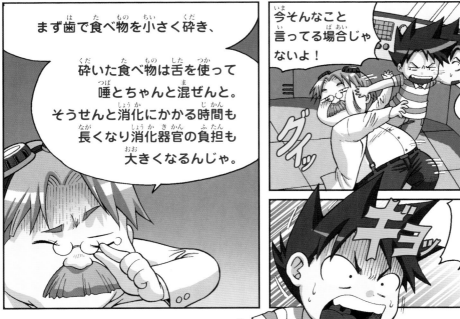

まず歯で食べ物を小さく砕き、

砕いた食べ物は舌を使って
唾とちゃんと混ぜんと。
そうせんと消化にかかる時間も
長くなり消化器官の負担も
大きくなるんじゃ。

今そんなこと
言ってる場合じゃ
ないよ！

うん？

うわぁ！
あれ何？

57

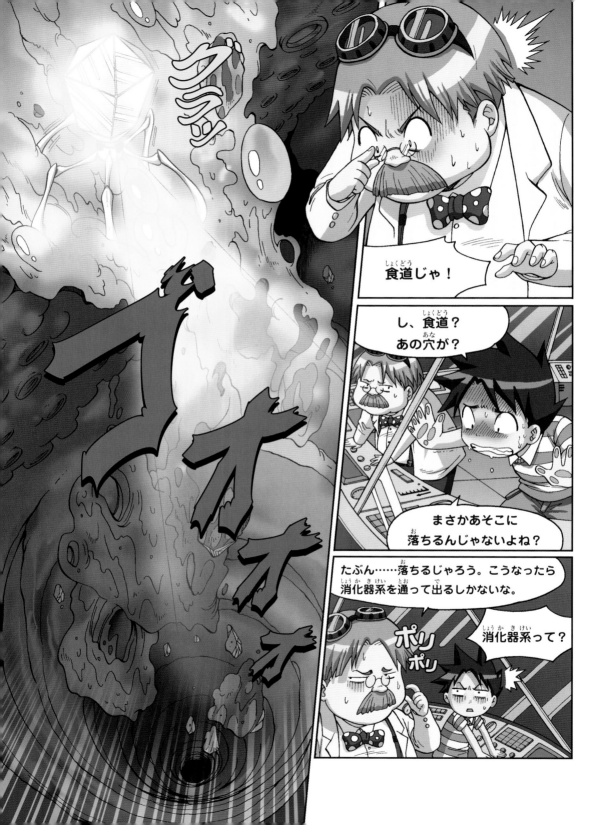

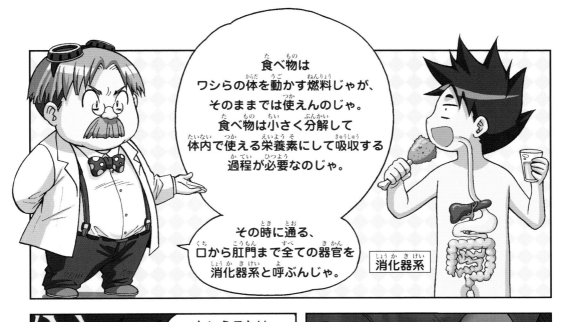

食べ物はワシらの体を動かす燃料じゃが、そのままでは使えんのじゃ。食べ物は小さく分解して体内で使える栄養素にして吸収する過程が必要なのじゃ。

その時に通る、口から肛門まで全ての器官を消化器系と呼ぶんじゃ。

消化器系

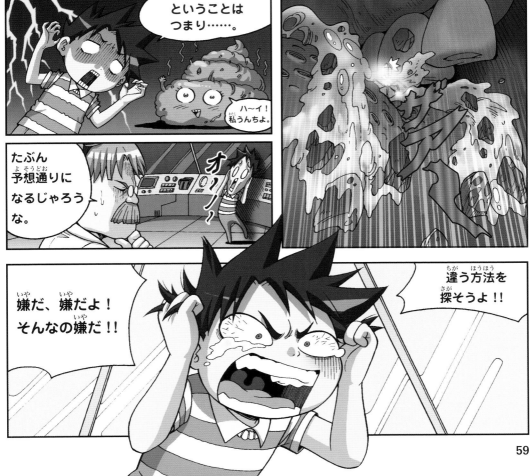

ということはつまり……。

ハ〜イ！私うんちょ。

たぶん予想通りになるじゃろうな。

オ〜ノ〜

嫌だ、嫌だよ！そんなの嫌だ！！

違う方法を探そうよ！！

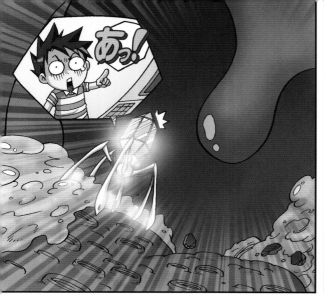

あっ！

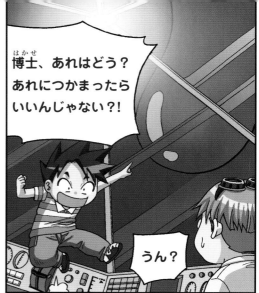

博士、あれはどう？
あれにつかまったら
いいんじゃない？！

うん？

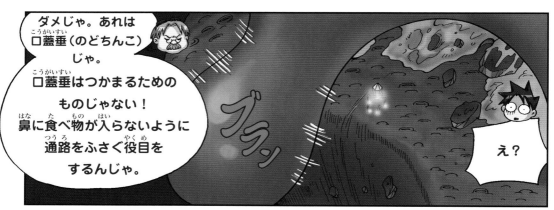

ダメじゃ。あれは
口蓋垂（のどちんこ）
じゃ。
口蓋垂はつかまるための
ものじゃない！
鼻に食べ物が入らないように
通路をふさぐ役目を
するんじゃ。

ブラン

え？

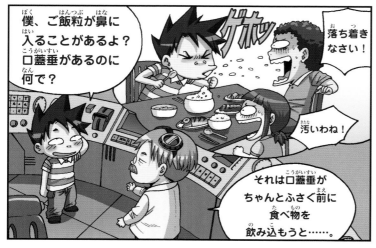

ゲホッ

僕、ご飯粒が鼻に
入ることがあるよ？
口蓋垂があるのに
何で？

落ち着き
なさい！

汚いわね！

それは口蓋垂が
ちゃんとふさぐ前に
食べ物を
飲み込もうと……。

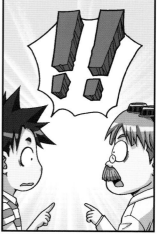

！！

60

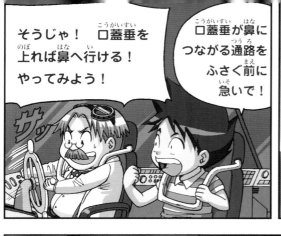

そうじゃ！口蓋垂を上れば鼻へ行ける！やってみよう！

口蓋垂が鼻につながる通路をふさぐ前に急いで！

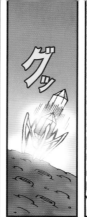

グッ

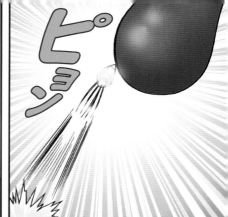

ピョン

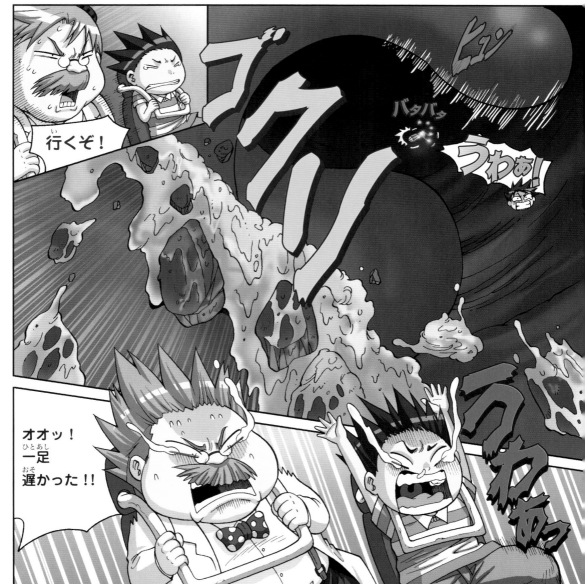

行くぞ！

オオッ！一足遅かった!!

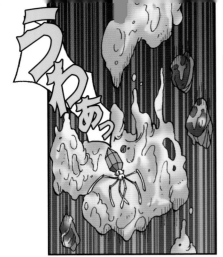

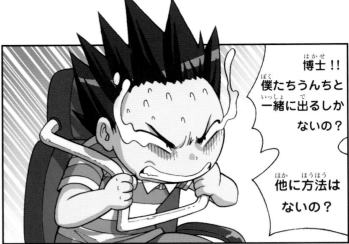

博士！！
僕たちうんちと
一緒に出るしか
ないの？

他に方法は
ないの？

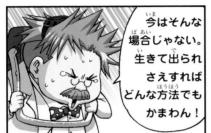

今はそんな
場合じゃない。
生きて出られ
さえすれば
どんな方法でも
かまわん！

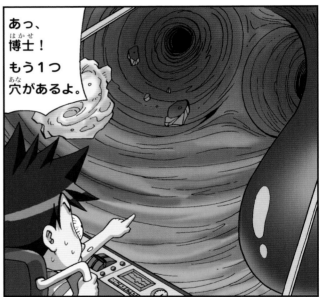

あっ、
博士！
もう1つ
穴があるよ。

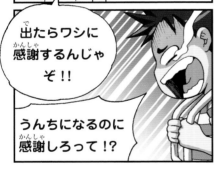

出たらワシに
感謝するんじゃ
ぞ！！

うんちになるのに
感謝しろって！？

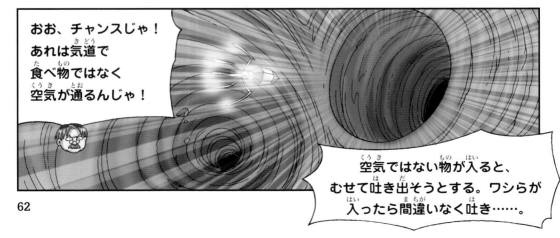

おお、チャンスじゃ！
あれは気道で
食べ物ではなく
空気が通るんじゃ！

空気ではない物が入ると、
むせて吐き出そうとする。ワシらが
入ったら間違いなく吐き……。

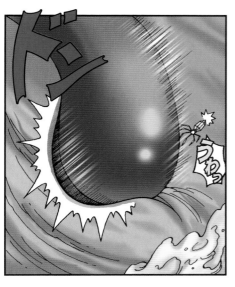

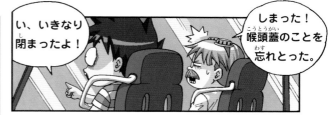

い、いきなり
閉まったよ！

しまった！
喉頭蓋（こうとうがい）のことを
忘（わす）れとった。

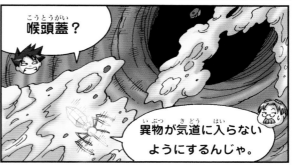

喉頭蓋（こうとうがい）？

異物（いぶつ）が気道（きどう）に入（はい）らない
ようにするんじゃ。

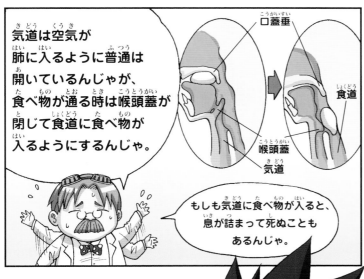

気道（きどう）は空気（くうき）が
肺（はい）に入（はい）るように普通（ふつう）は
開（あ）いているんじゃが、
食（た）べ物（もの）が通（とお）る時（とき）は喉頭蓋（こうとうがい）が
閉（し）じて食道（しょくどう）に食（た）べ物（もの）が
入（はい）るようにするんじゃ。

口蓋垂（こうがいすい）

食道（しょくどう）

喉頭蓋（こうとうがい）
気道（きどう）

もしも気道（きどう）に食（た）べ物（もの）が入（はい）ると、
息（いき）が詰（つ）まって死（し）ぬことも
あるんじゃ。

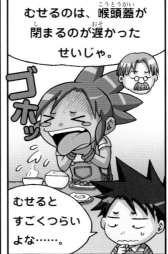

むせるのは、喉頭蓋（こうとうがい）が
閉（し）まるのが遅（おそ）かった
せいじゃ。

むせると
すごくつらい
よな……。

うん！　ピピにつらい
思（おも）いをさせられない。
僕（ぼく）はサバイバルの達人（たつじん）
なんだから、耐（た）えて
みせるよ。

ところで
どれくらい
進（すす）めばいいの？

前向（まえむ）きに考（かんが）えよう！

63

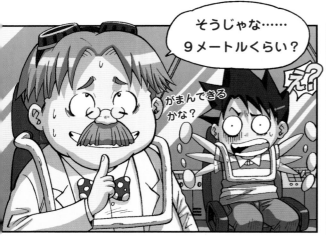

そうじゃな……
9メートルくらい？

がまんできる
かな？

え？

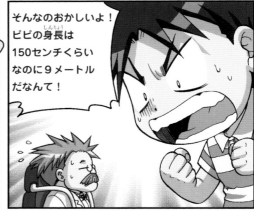

そんなのおかしいよ！
ピピの身長は
150センチくらい
なのに9メートル
だなんて！

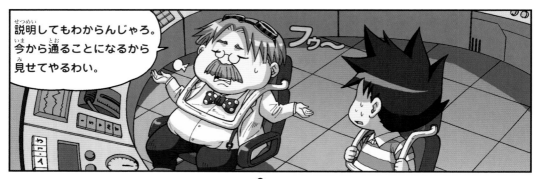

説明してもわからんじゃろ。
今から通ることになるから
見せてやるわい。

フゥ〜

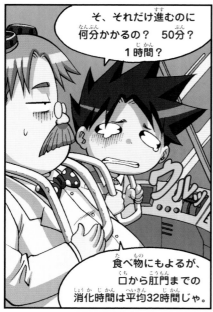

そ、それだけ進むのに
何分かかるの？　50分？
1時間？

ウルッ

食べ物にもよるが、
口から肛門までの
消化時間は平均32時間じゃ。

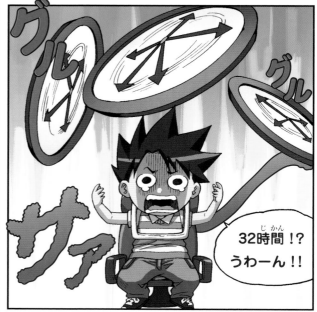

グル

グル

ザァ

32時間！？
うわーん！！

64

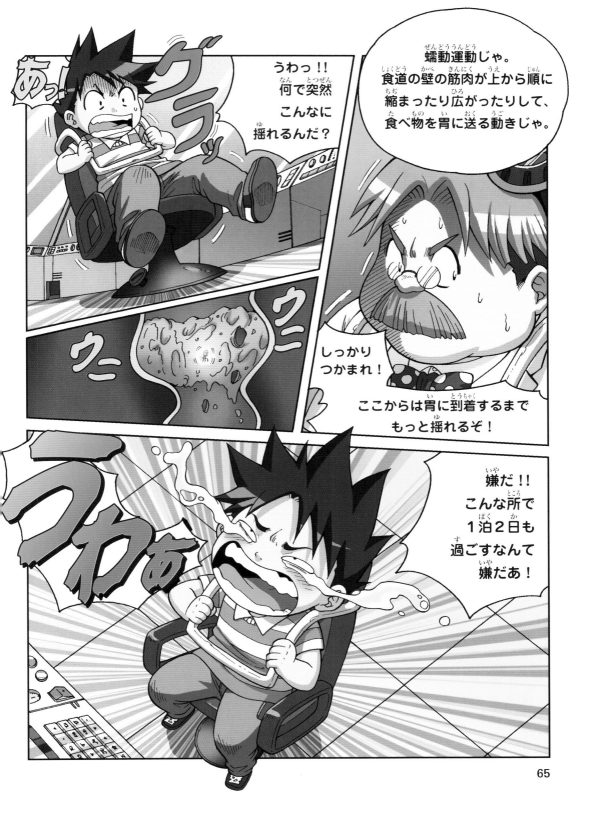

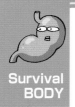

Survival
BODY

消化器系 咽頭から食道

　口から入った食べ物は咽頭を通ります。咽頭は食べ物が通る道と空気が通る道に分かれており、もし空気が通る道に食べ物が入ったら、体は食べ物が呼吸を妨げないように咳をして吐き出させようとします。

　食べ物がどのように咽頭から食道を通って、次の消化器官である胃まで移動するのかを見てみましょう。

咽喉（咽頭、喉頭）の構造

　咽喉は口と鼻の奥から食道の手前までで、大きく上咽頭（咽頭鼻腔部）、中咽頭（咽頭口腔部）、下咽頭（咽頭喉頭部）の３つに分けられます。一番上の上咽頭は鼻からのどへ空気が通る道で、その下の中咽頭は食べ物も空気も共通して通ります。中咽頭と上咽頭は下咽頭で合流しますが、ここで食べ物は食道に、空気は喉頭、気管に分かれて入ります。

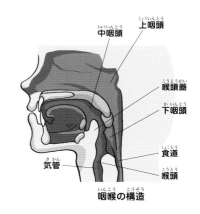

中咽頭
上咽頭
喉頭蓋
下咽頭
食道
気管
喉頭

咽喉の構造

扁桃

　扁桃は風邪や熱が出た時に痛みを感じる所でもあります。咽頭入口の両側にある扁桃は、食べ物や空気を通じて入ってくる有害な細菌を防ぐ体の最初の防衛部分で、細菌が入ってくると最初に腫れます。そのため風邪にかかると、のどが痛いと感じるのです。扁桃がはれるせいで熱が出ますが、もし扁桃がなければ、口から入った細菌がすぐに脳や耳、肺に到達してもっと大きな病気にかかるかもしれません。

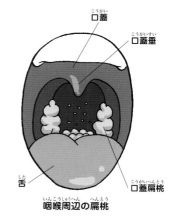

口蓋
口蓋垂
口蓋扁桃
舌

咽喉周辺の扁桃

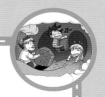

口蓋垂と喉頭蓋

　口蓋垂は口を大きく開けた時に口蓋から垂れている部分のことをいいます。咽喉には口と鼻をつなぐ道がありますが、口蓋垂は食べ物が中咽頭から鼻に入るのを防ぐ役目をします。急いでご飯を食べていて、鼻にご飯粒が入ってしまうのは口蓋垂が閉まるのが遅かったからです。

　口蓋垂の他にも、食べ物を飲み込む時にもう一つ閉じる場所がありますが、それが喉頭蓋です。喉頭を閉じるふたである喉頭蓋は普段は開いていて空気を通しますが、食べ物が入ってくると下に下りてきて気道をふさぎます。実は私たちは自分では気付かないうちに、食べ物を飲み込む瞬間は少し息を止めているのです。もし喉頭蓋が喉頭をふさがないうちに食べ物が来て、まちがって気道に入ると、体は咳をして異物を吐き出そうとしてくれます。喉頭蓋が喉頭を閉じる動きは、のどぼとけが動くことからわかります。

食道

　咽喉は下咽頭で食道と喉頭に分かれます。喉頭とその下の気管は空気を肺に届け、食道は食べ物を胃に届けます。食道は上から順に筋肉を収縮させて食べ物を下に送りますが、これを蠕動運動と言います。蠕動運動はとても強いので、逆立ちをしても食道の食べ物は胃に向かって進み続けます。そのため私たちは食べた後、まっすぐに立っていなくても消化することができるのです。

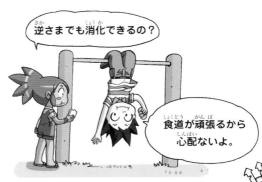

逆さまでも消化できるの？

食道が頑張るから心配ないよ。

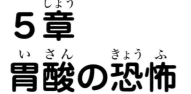

5章
胃酸の恐怖

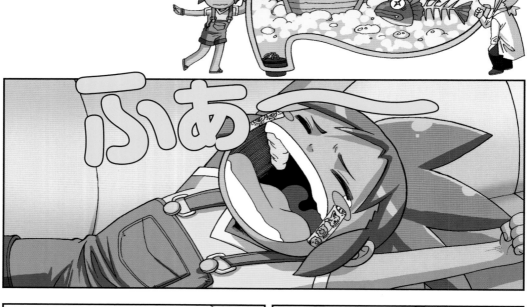

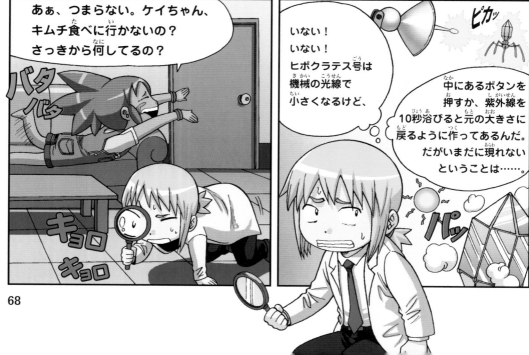

あぁ、つまらない。ケイちゃん、キムチ食べに行かないの?さっきから何してるの?

バタ バタ

キョロ キョロ

いない!いない!ヒポクラテス号は機械の光線で小さくなるけど、

ピカッ

中にあるボタンを押すか、紫外線を10秒浴びると元の大きさに戻るように作ってあるんだ。だがいまだに現れないということは……。

パッ

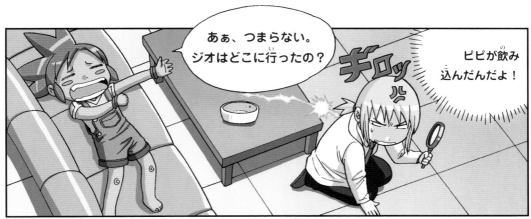

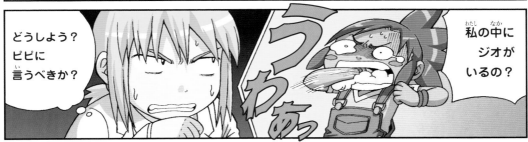

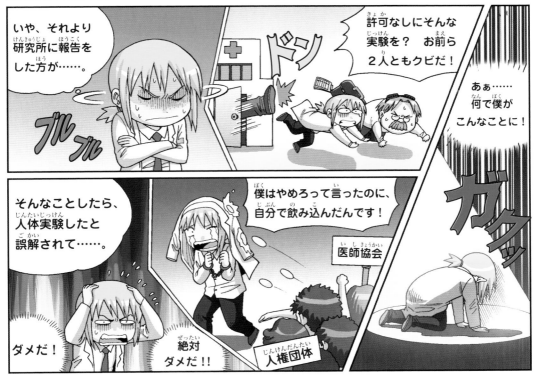

69

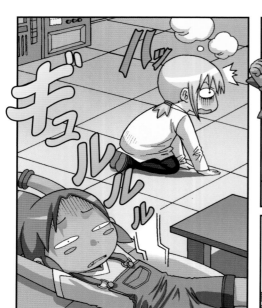

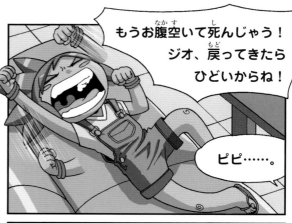

もうお腹空いて死んじゃう！
ジオ、戻ってきたら
ひどいからね！

ピピ……。

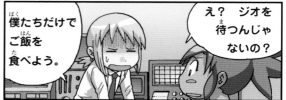

え？　ジオを
待つんじゃ
ないの？

僕たちだけで
ご飯を
食べよう。

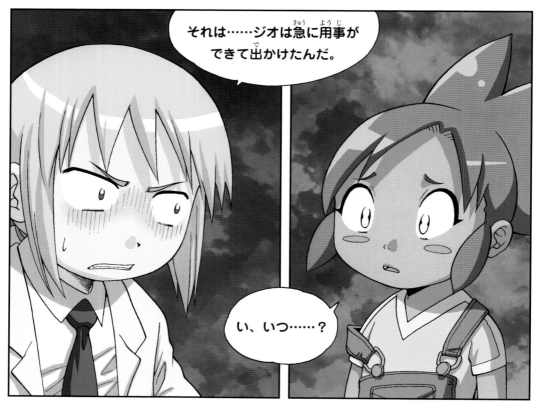

それは……ジオは急に用事が
できて出かけたんだ。

い、いつ……？

70

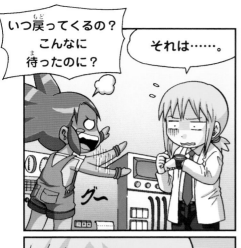

いつ戻ってくるの？
こんなに
待ったのに？

それは……。

グ〜

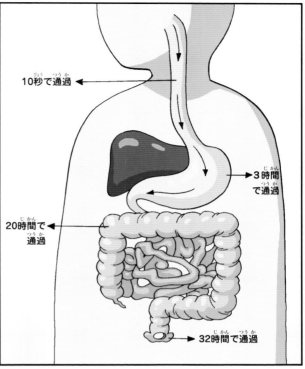

10秒で通過

3時間で通過

20時間で通過

32時間で通過

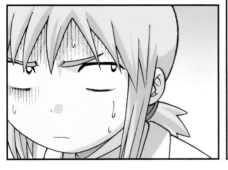

まだ胃に到着した頃かな。
そして胃で
3時間過ごして……。

ジオは
明日にならないと
戻れないんだ。

え、遠くに行った
のね……。

待って損した〜。

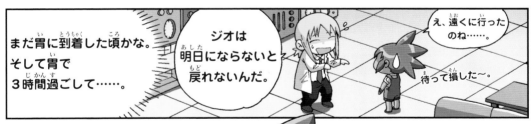

ジオもひどいわ！
久しぶりに会ったのに何も言わずに
いなくなって。

ガチャッ

ハァ

その通り。
何でも飲み込むピピは
もっと、もっと、もっと
ひどいぞ！

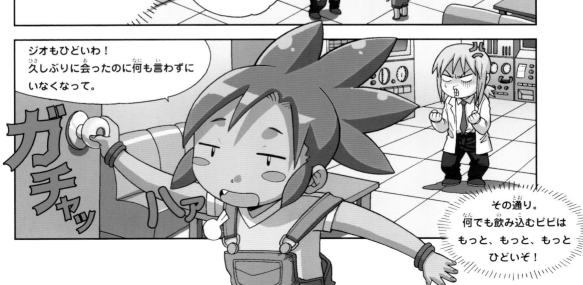

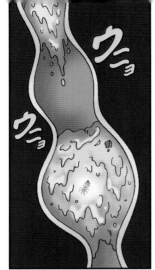

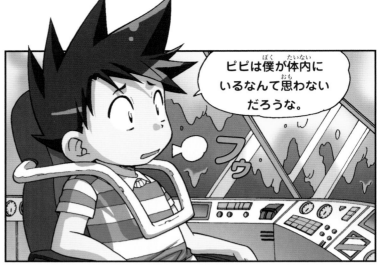

ピピは僕が体内に
いるなんて思わない
だろうな。

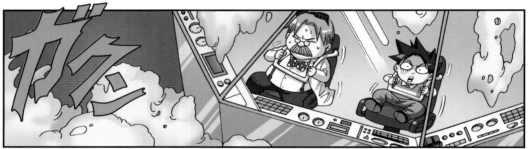

ど、どうしたの？

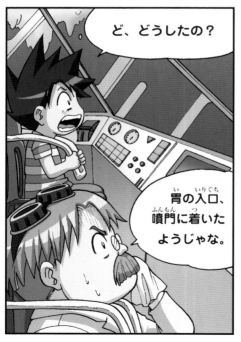

胃の入口、
噴門に着いた
ようじゃな。

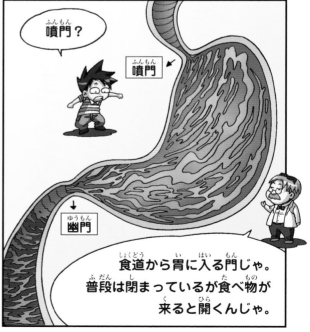

噴門？

噴門

幽門

食道から胃に入る門じゃ。
普段は閉まっているが食べ物が
来ると開くんじゃ。

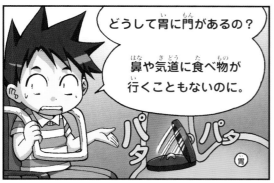

どうして胃に門があるの？

鼻や気道に食べ物が行くこともないのに。

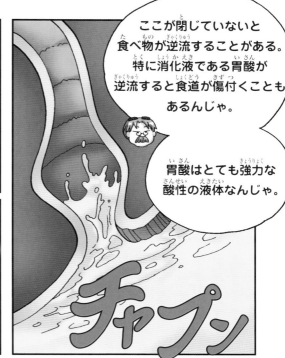

ここが閉じていないと食べ物が逆流することがある。特に消化液である胃酸が逆流すると食道が傷付くこともあるんじゃ。

胃酸はとても強力な酸性の液体なんじゃ。

チャプン

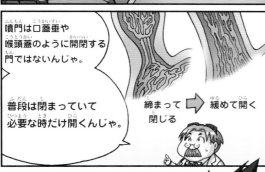

噴門は口蓋垂や喉頭蓋のように開閉する門ではないんじゃ。

普段は閉まっていて必要な時だけ開くんじゃ。

締まって閉じる ➡ 緩めて開く

ええっ、酸性？
実験で使う、金属まで溶かす恐ろしい物質じゃないか。

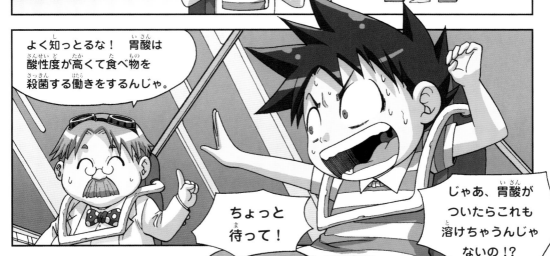

よく知っとるな！　胃酸は酸性度が高くて食べ物を殺菌する働きをするんじゃ。

ちょっと待って！

じゃあ、胃酸がついたらこれも溶けちゃうんじゃないの！？

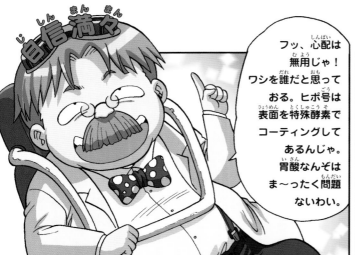

自信満々

フッ、心配は無用じゃ！ワシを誰だと思っておる。ヒポ号は表面を特殊酵素でコーティングしてあるんじゃ。胃酸なんぞはま〜ったく問題ないわい。

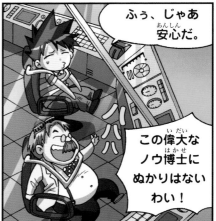

ふぅ、じゃあ安心だ。

ハハハ

この偉大なノウ博士にぬかりはないわい！

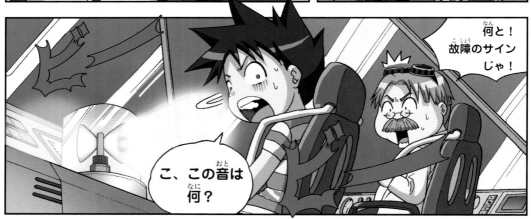

何と！故障のサインじゃ！

こ、この音は何？

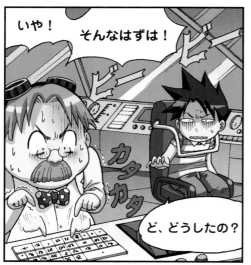

いや！そんなはずは！

ど、どうしたの？

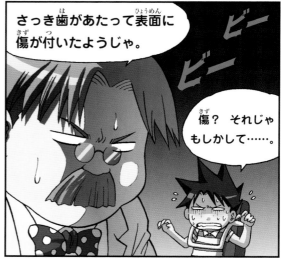

さっき歯があたって表面に傷が付いたようじゃ。

ビービービー

傷？それじゃもしかして……。

74

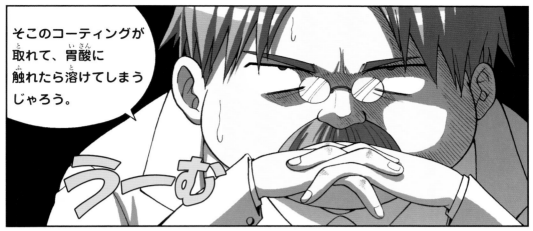

そこのコーティングが取れて、胃酸に触れたら溶けてしまうじゃろう。

うーむ

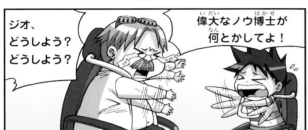

ジオ、どうしよう？どうしよう？

偉大なノウ博士が何とかしてよ！

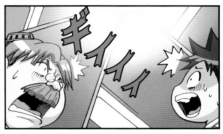

ギィィィ

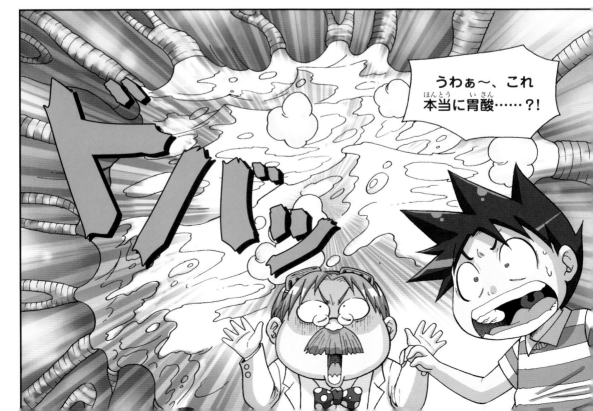

ドバッ

うわぁ〜、これ本当に胃酸……？！

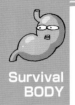

Survival
BODY

器官と器官の間にある門

　口から食道を通って下りてきた食べ物は、胃、小腸、大腸を順に通り、栄養分を吸収されて、かすだけが外に排出されます。しかし、食べ物が前の消化器官に戻ったり、ある消化器官で消化し終わる前に次の所に進んでしまったりすると、体は大混乱してしまいます。それを防いでくれるのが、器官と器官の間にある括約筋でできた門なのです。

括約筋の機能

　括約筋はリング状の筋肉で、収縮と弛緩によって器官の間の穴を開閉する働きをします。主に消化器官の間で食べ物の移動を調節するので、私たちが食べた物は逆流せずに順番通りに消化器系を通って体外に出されます。人体には約40の括約筋がありますが、最も代表的なものは大便をする時に使われる肛門です。もし肛門に括約筋がなく、閉じていなければ本当に大変なことになりますよね？

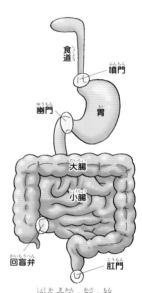

消化器官の間の門

胃の入口　噴門

　食道と胃の連結部にある噴門は、胃に入った食べ物や胃液が食道に逆流するのを防ぐ働きをします。もし噴門の力が弱くなって門をちゃんと閉じることができなければ、胃の中の物が食道を通って口まで上がってきて、苦い味を感じたり、強い酸性の胃酸が食道を刺激したりして炎症を引き起こすこともあります。これを逆流性食道炎といって、胸が焼けるような症状を感じる場合があります。

　このような症状を予防するには、①過食をしない、②括約筋の力を弱める食べ物を避けるなどの方法があります。コーラ、コーヒー、チョコレートなどカフェ

インが入った食べ物や油っこい食べ物を避け、夜遅い時間に食事するのもやめた方がいいでしょう。また、体にぴったりフィットする服を避けたり、肥満の人はやせるのもいいと言われています。

胃の出口　幽門

　胃と小腸の間の部分を幽門といいます。幽門の括約筋は食べ物が小腸に下りていくのを止めるので、胃で食べ物を長く留めて消化させることができるのです。嘔吐する時も幽門はしっかり閉じていますが、これは胃の中の物だけ外に出して、他の器官にある物は出て行かないようにするためです。

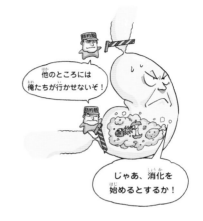

他のところには
俺たちが行かせないぞ！

じゃあ、消化を
始めるとするか！

小腸の出口　回盲弁

　回盲弁は小腸と大腸の間にあり、小腸の最後の部分である回腸と大腸の最初の部分である盲腸をつなげています。小腸を通って大腸に行った食べ物のかすが、再び小腸に戻るのを防ぎ、大腸の細菌が小腸に入って病気にならないように遮断する働きをします。

肛門

　大便が出る肛門には２つの括約筋があります。それは内側にある内肛門括約筋と外側にある外肛門括約筋で、この２つが働いて排便を調節します。大腸で水分を吸収され、残った食べ物のかすが、大腸の最後の部分である直腸にたまると、直腸が風船のように伸びて、その圧力で内肛門括約筋が開きます。この時に私たちはトイレに行きたいという便意を感じるのですが、これを排便反射といいます。人間は生まれてから約２年間は、排便反射によって大便をしますが、それ以降は自分の意思で外肛門括約筋を動かして、排便のタイミングを調節することができるようになります。

6章　ヘリコバクター・ピロリ

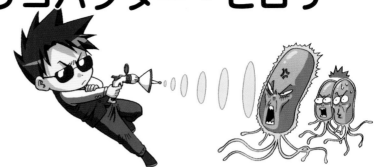

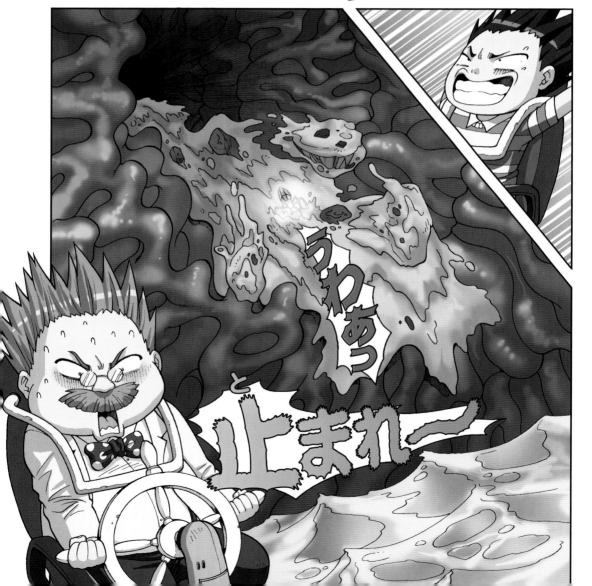

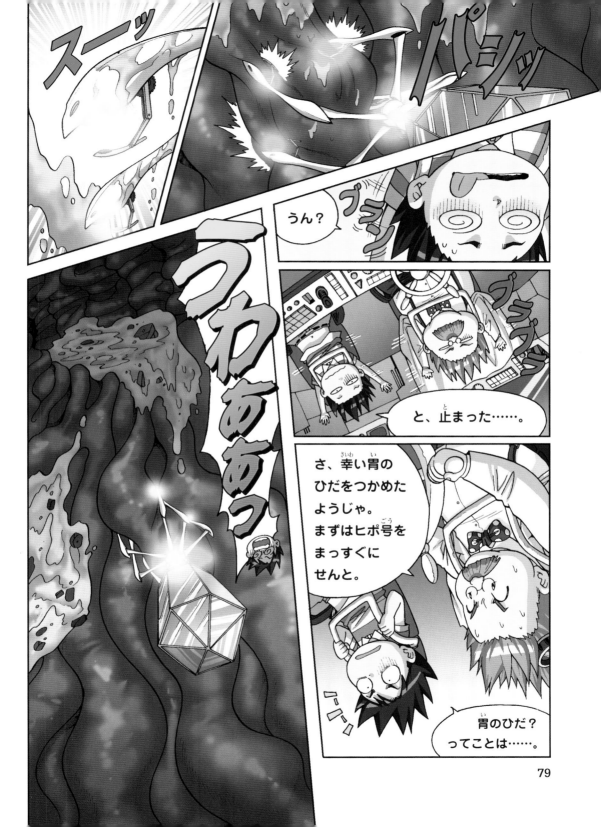

スーッ

パシッ

ブラ

うん？

と、止まった……。

さ、幸い胃の
ひだをつかめた
ようじゃ。
まずはヒポ号を
まっすぐに
せんと。

ブラブラ

うわあああっ

胃のひだ？
ってことは……。

79

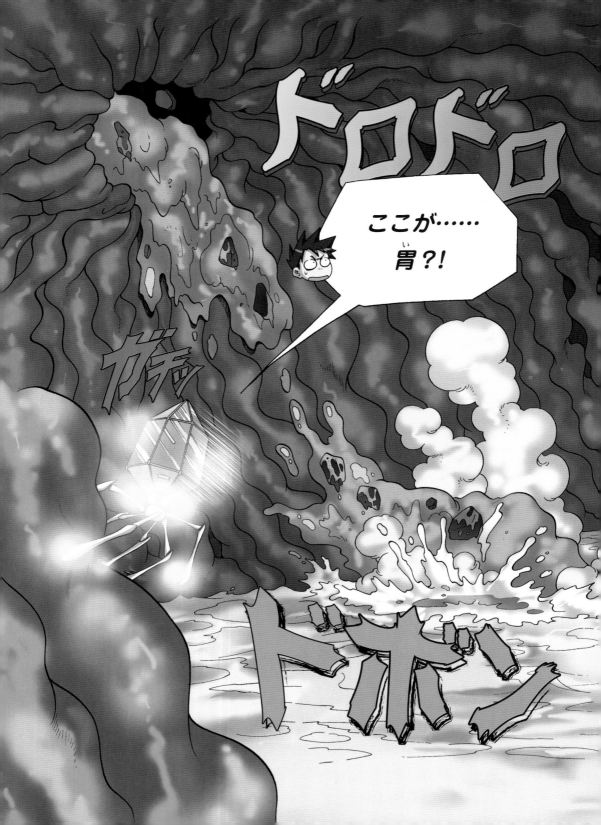

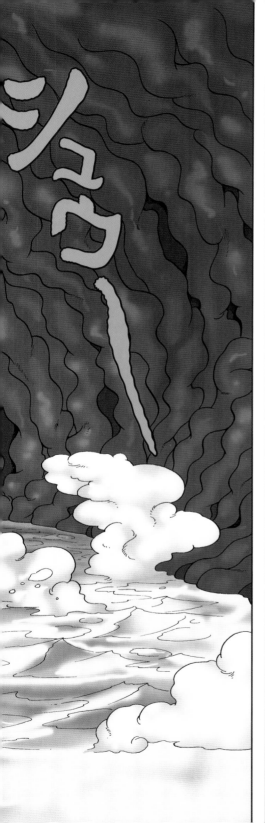

シュウ

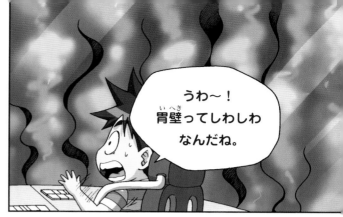

うわ～！
胃壁ってしわしわ
なんだね。

そうじゃ、食べ物が入ってくるとこのひだが伸びて
中の空間が広がるんじゃ。胃は普段はにぎりこぶし
1～2個分の大きさだが、食べ物がたくさん
入ると20倍にも広がるんじゃ。

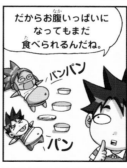

食前

食後 ×20

20倍！！

だからお腹いっぱいに
なってもまだ
食べられるんだね。

パンパン

パン

博士の胃もこの20倍も
大きくなるの？

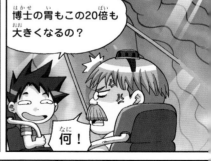

何！

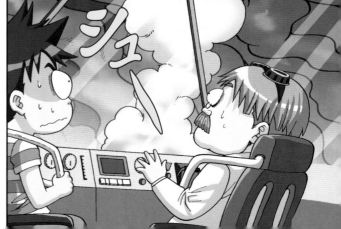

シュ

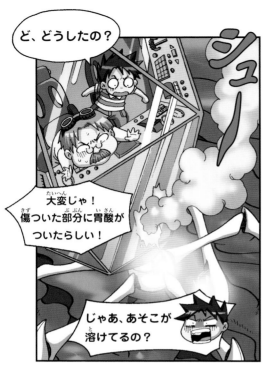

ど、どうしたの？

大変じゃ！
傷ついた部分に胃酸が
ついたらしい！

じゃあ、あそこが
溶けてるの？

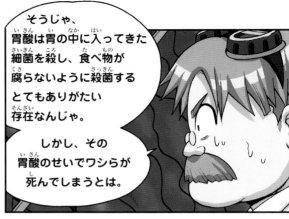

そうじゃ、
胃酸は胃の中に入ってきた
細菌を殺し、食べ物が
腐らないように殺菌する
とてもありがたい
存在なんじゃ。

しかし、その
胃酸のせいでワシらが
死んでしまうとは。

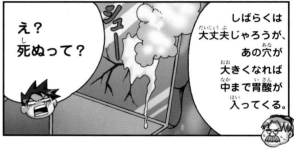

え？
死ぬって？

しばらくは
大丈夫じゃろうが、
あの穴が
大きくなれば
中まで胃酸が
入ってくる。

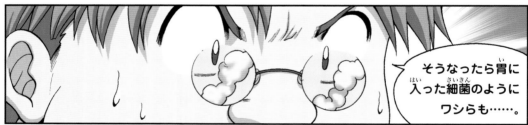

そうなったら胃に
入った細菌のように
ワシらも……。

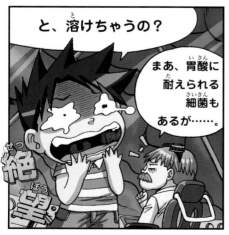

と、溶けちゃうの？

まあ、胃酸に
耐えられる
細菌も
あるが……。

絶望

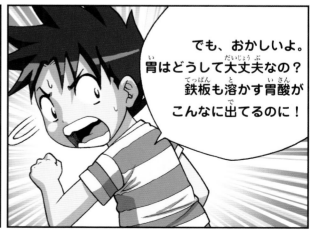

でも、おかしいよ。
胃はどうして大丈夫なの？
鉄板も溶かす胃酸が
こんなに出てるのに！

82

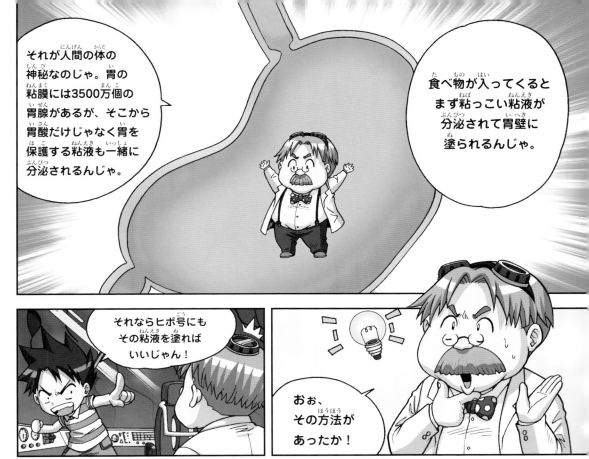

それが人間の体の神秘なのじゃ。胃の粘膜には3500万個の胃腺があるが、そこから胃酸だけじゃなく胃を保護する粘液も一緒に分泌されるんじゃ。

食べ物が入ってくるとまず粘っこい粘液が分泌されて胃壁に塗られるんじゃ。

それならヒポ号にもその粘液を塗ればいいじゃん！

おぉ、その方法があったか！

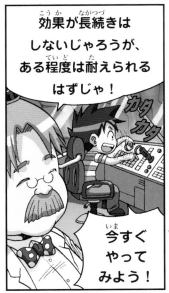

効果が長続きはしないじゃろうが、ある程度は耐えられるはずじゃ！

今すぐやってみよう！

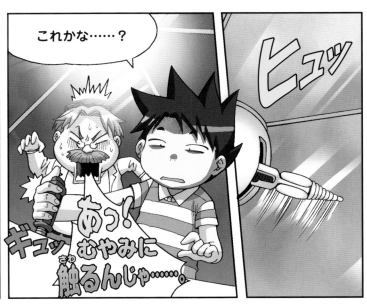

これかな……？

あっ！むやみに触るんじゃ……。

ギュッ

ヒュッ

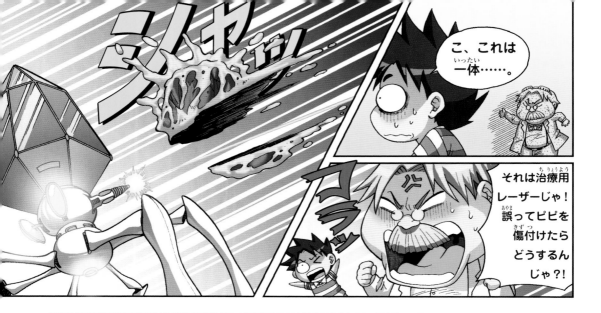

こ、これは一体……。

それは治療用レーザーじゃ！誤ってピピを傷付けたらどうするんじゃ？！

そうじゃ、それが蠕動運動じゃ。筋肉を動かして食べ物を移動させるから、横になったり逆立ちをしたりしても消化は進むんじゃ。

しかし胃はもう1つ強力な運動をするんじゃが、それは……。

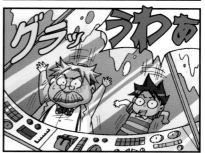

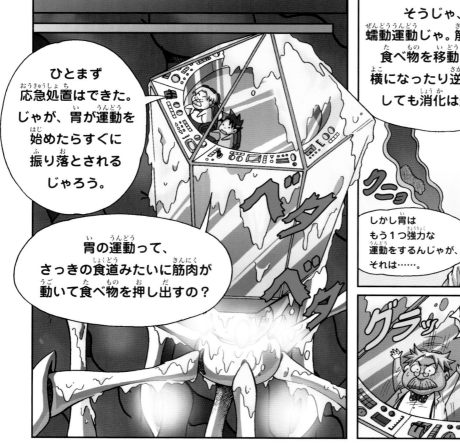

ひとまず応急処置はできた。じゃが、胃が運動を始めたらすぐに振り落とされるじゃろう。

胃の運動って、さっきの食道みたいに筋肉が動いて食べ物を押し出すの？

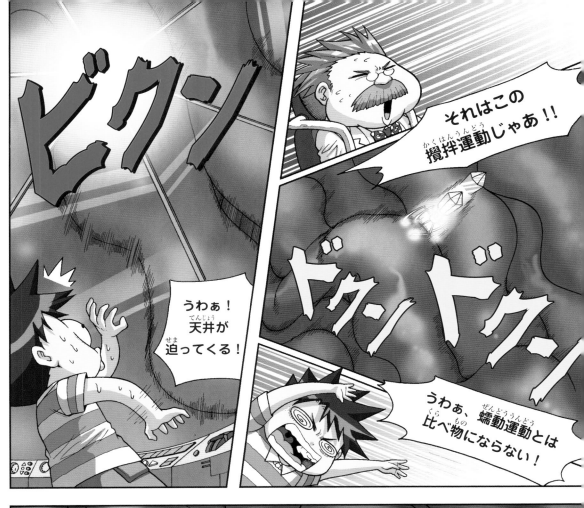
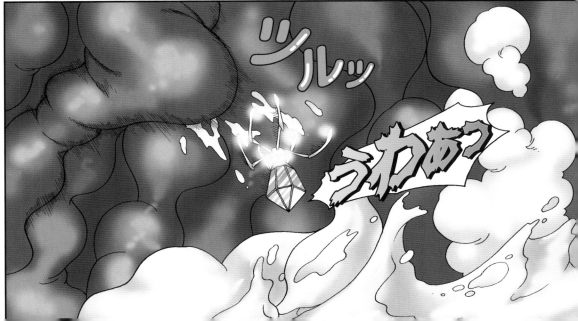

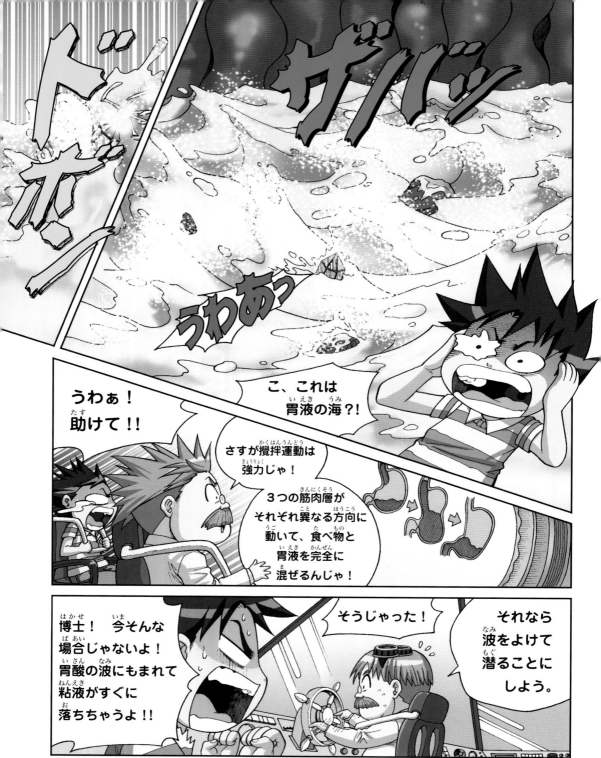

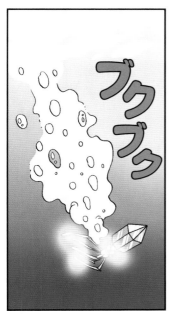

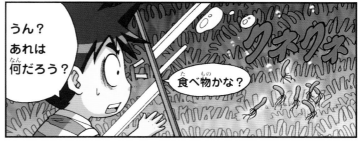

うん？
あれは
何_{なん}だろう？

食_たべ物_{もの}かな？

クネクネ

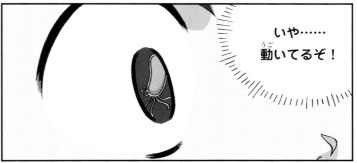

いや……
動_{うご}いてるぞ！

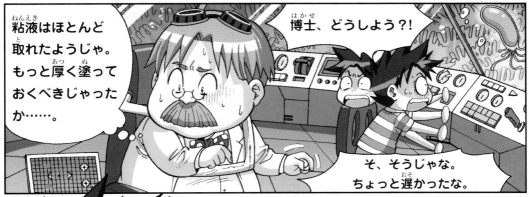

博士_{はかせ}、どうしよう？！

粘液_{ねんえき}はほとんど
取_とれたようじゃ。
もっと厚_{あつ}く塗_ぬって
おくべきじゃった
か……。

そ、そうじゃな。
ちょっと遅_{おそ}かったな。

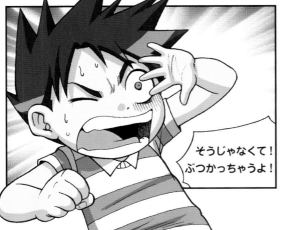

そうじゃなくて！
ぶつかっちゃうよ！

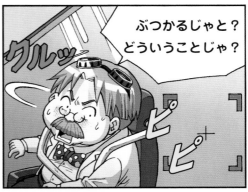

ぶつかるじゃと？
どういうことじゃ？

クルッ

ピピ

87

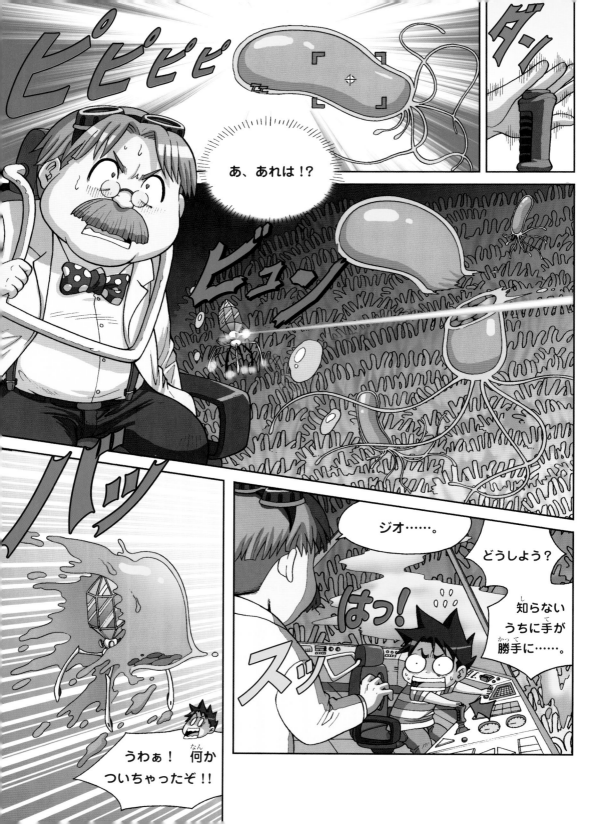

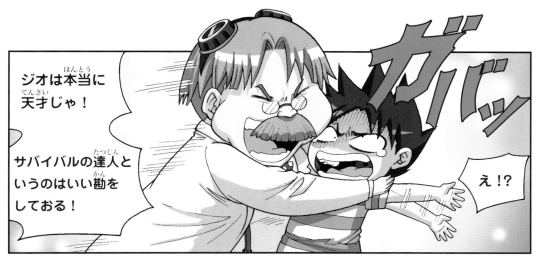

ジオは本当に
天才じゃ！

サバイバルの達人と
いうのはいい勘を
しておる！

え！？

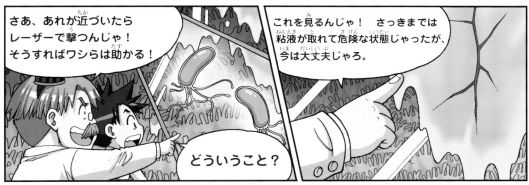

さあ、あれが近づいたら
レーザーで撃つんじゃ！
そうすればワシらは助かる！

これを見るんじゃ！　さっきまでは
粘液が取れて危険な状態じゃったが、
今は大丈夫じゃろ。

どういうこと？

ジオが撃った細菌の中から
胃酸を中和させる液体が出て
ヒポ号を包んだというわけじゃ。

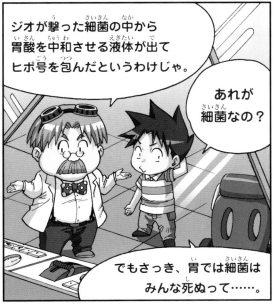

あれが
細菌なの？

でもさっき、胃では細菌は
みんな死ぬって……。

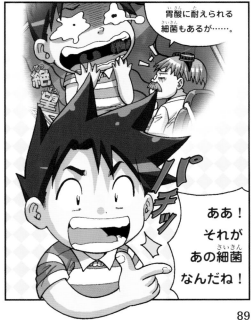

胃酸に耐えられる
細菌もあるが……。

ああ！
それが
あの細菌
なんだね！

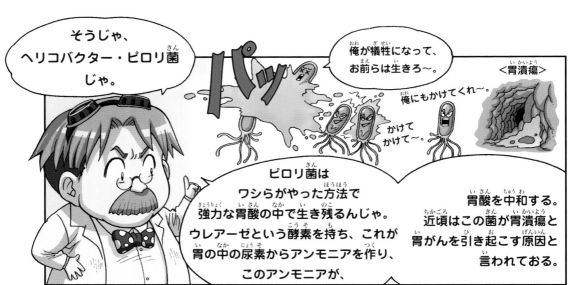

そうじゃ、ヘリコバクター・ピロリ菌じゃ。

パッ

俺が犠牲になって、お前らは生きろ〜。

俺にもかけてくれ〜。

かけてかけて〜。

＜胃潰瘍＞

ピロリ菌はワシらがやった方法で強力な胃酸の中で生き残るんじゃ。ウレアーゼという酵素を持ち、これが胃の中の尿素からアンモニアを作り、このアンモニアが、胃酸を中和する。近頃はこの菌が胃潰瘍と胃がんを引き起こす原因と言われておる。

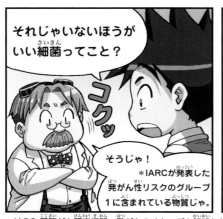

それじゃいないほうがいい細菌ってこと？

コクッ

そうじゃ！＊IARCが発表した発がん性リスクのグループ1に含まれている物質じゃ。

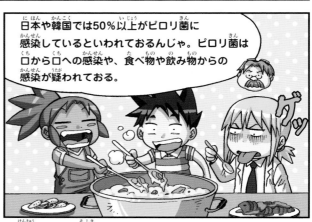

日本や韓国では50％以上がピロリ菌に感染しているといわれておるんじゃ。ピロリ菌は口から口への感染や、食べ物や飲み物からの感染が疑われておる。

＊IARC-国際がん研究機関。発がんのメカニズム解明などを研究するための組織。

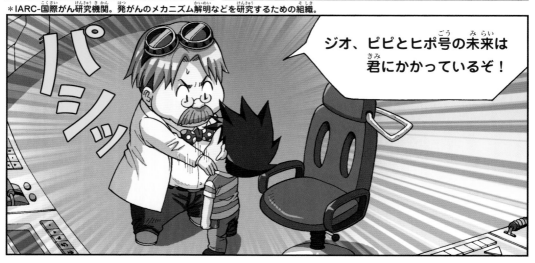

パシッ

ジオ、ピピとヒポ号の未来は君にかかっているぞ！

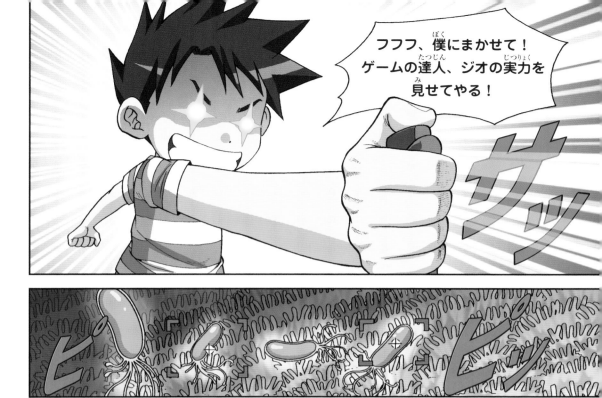

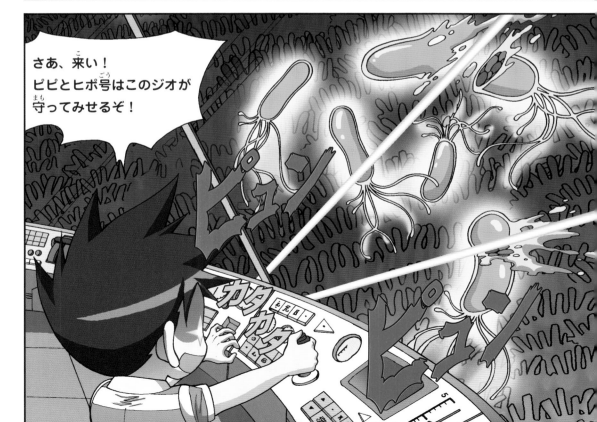

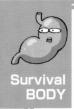

消化器系 胃

　アルファベットのJに似た形をした胃は、みぞおちから少し左側にあります。食べ物が入ってない状態の胃はにぎりこぶし1〜2個分の大きさですが、食べ物を詰め込むと20倍もの大きさまで広がります。胃壁はしわしわのひだでできており、食べ物がない時はひだを縮め、食べ物が入ってくるとひだを伸ばして大きさを調節できるのです。

攪拌運動と蠕動運動

　胃は丈夫で柔軟な3つの筋肉層でできています。これらの筋肉をそれぞれ縦、横、斜めの方向に収縮させて、胃に入ってきた食べ物を胃液としっかり混ぜる攪拌運動をします。3時間ほどの攪拌運動で十分に混ざった食べ物は、再び蠕動運動によって次の消化器官である十二指腸に送られます。時々お腹がグルグルと鳴るのは、胃にあった食べ物が十二指腸に移動して胃が空になる時に出る音です。

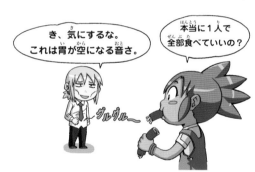

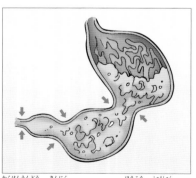

攪拌運動　筋肉がいろいろな方向に収縮して食べ物と胃液を混ぜる。

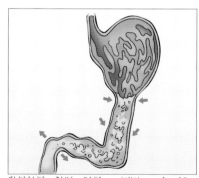

蠕動運動　筋肉が連動して収縮し、食べ物を十二指腸に送り出す。

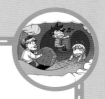

胃液と粘液

　胃液はタンパク質を分解するペプシン、脂肪を分解するリパーゼなどの消化酵素と強酸性の胃酸でできています。特に胃酸は金属も溶かすほど、強い酸性を帯びています。このように強い酸性の液体が体内でできるのはどうしてでしょうか？　人の体は約37℃の体温を保っていて、それは夏の室内と同じように食べ物が傷みやすい状態なのです。そのため胃は消化が終わるまで食べ物を安全に保つために、強力な酸性成分の胃酸で食べ物を消毒し、食べ物と共に入ってきた細菌を殺して食べ物が傷まないように保護するのです。

　でも、この強力な胃酸で胃まで溶けてしまうことはないのでしょうか？　胃の内壁からはムチンという粘液が出て胃壁を厚く覆っており、胃酸で胃が傷付けられることがないように保護しています。

ヘリコバクター・ピロリ菌と胃潰瘍

　胃酸は細菌から私たちの胃を保護しています。しかし1980年代に、胃酸にも生き残る細菌がいることが分かりました。それが胃潰瘍などの病気の原因になる、ヘリコバクター・ピロリ菌です。

　IARC（国際がん研究機関）は1994年に、ヘリコバクター・ピロリ菌が発がん性リスクの第1グループの物質だと発表しました。

　この菌に感染しないよう予防するには、ビタミンCを十分に摂取したり、食器を別々に管理するなど清潔な食習慣を維持したりしなければなりません。

　また、ブロッコリースプラウトやヨーグルトなどは、この菌を抑制する効果があると言われています。

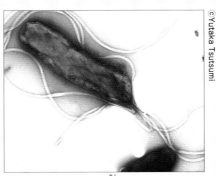

©Yutaka Tsutsumi

ヘリコバクター・ピロリ菌

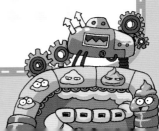

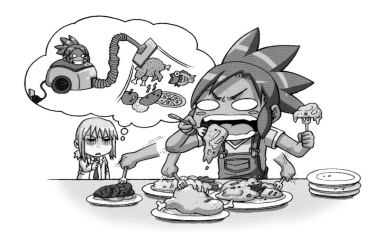

7章
消化不良

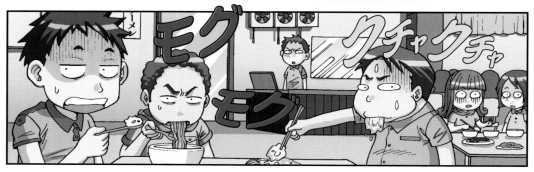

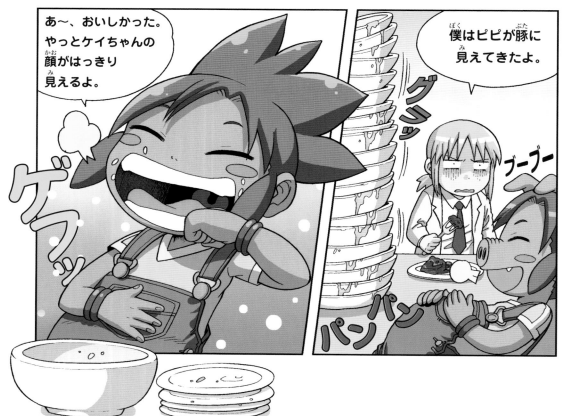

あ〜、おいしかった。やっとケイちゃんの顔がはっきり見えるよ。

僕はピピが豚に見えてきたよ。

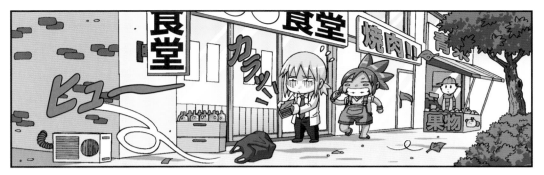

これはノウ博士が研究費で落としてくれるはずだ。そうだとも。

あ～、キムチはおいしいね。辛くてしょっぱさもあって……。

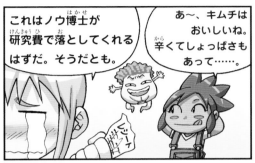

ピピ！そんなにしょっぱいものを食べるとどうなるか知ってるか？

どうなるの？

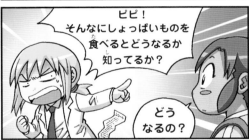

人の体は塩分の濃度を一定に保とうとする性質がある。だからしょっぱいものを食べ過ぎると体内の塩分濃度を下げるために体の外に排出すべき水分を再び血管が吸収するんだ。

そうやって体内の水分がちゃんと排出されないと顔がむくんだり便秘になったり……。

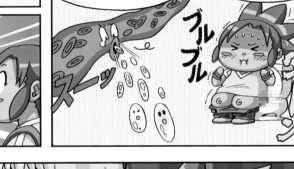

待った！便秘になったらヒポ号が出られないじゃないか？

待って！

ピピ！

私……ここが苦しい。

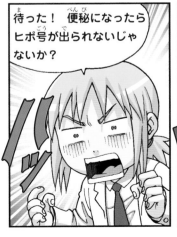

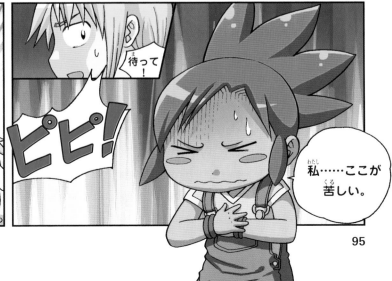

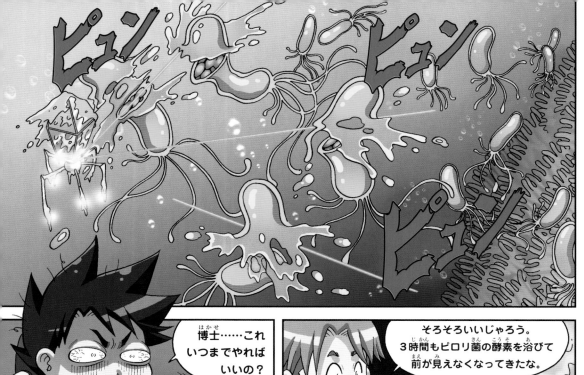

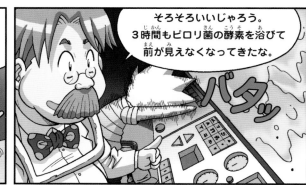

博士……これ
いつまでやれば
いいの?

クイッ
クイッ

そろそろいいじゃろう。
3時間もピロリ菌の酵素を浴びて
前が見えなくなってきたな。

バタッ

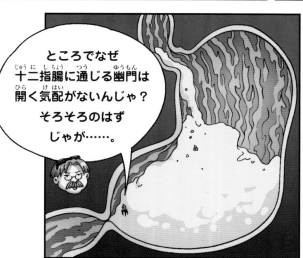

ところでなぜ
十二指腸に通じる幽門は
開く気配がないんじゃ?
そろそろのはず
じゃが……。

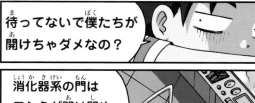

待ってないで僕たちが
開けちゃダメなの?

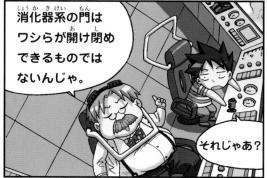

消化器系の門は
ワシらが開け閉め
できるものでは
ないんじゃ。

それじゃあ?

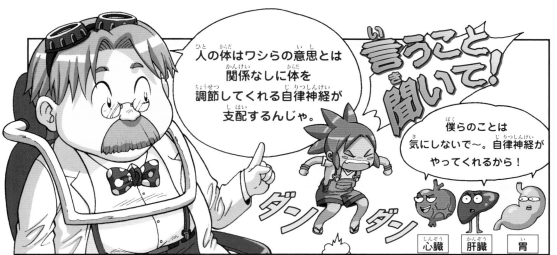

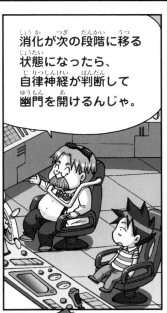

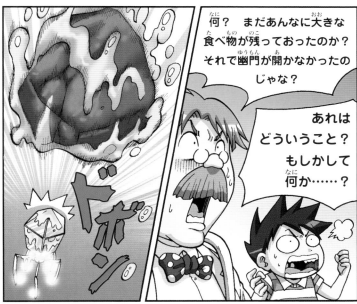

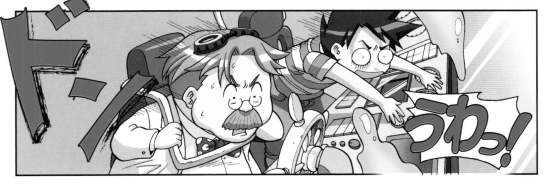

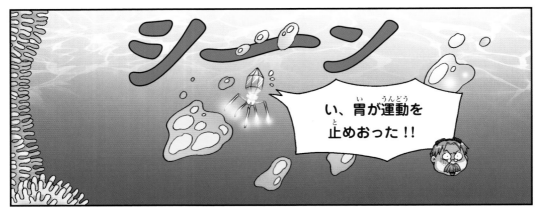

い、胃が運動を止めおった！！

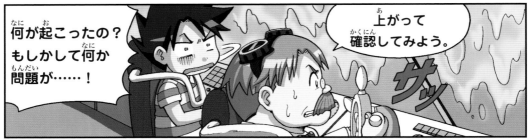

何が起こったの？もしかして何か問題が……！

上がって確認してみよう。

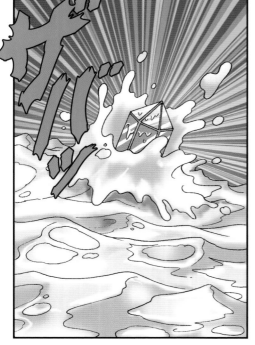

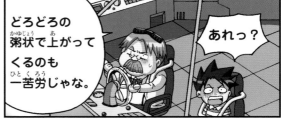

どろどろの粥状で上がってくるのも一苦労じゃな。

あれっ？

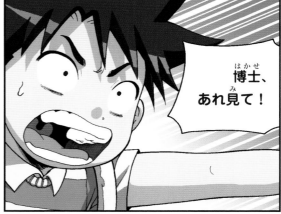

博士、あれ見て！

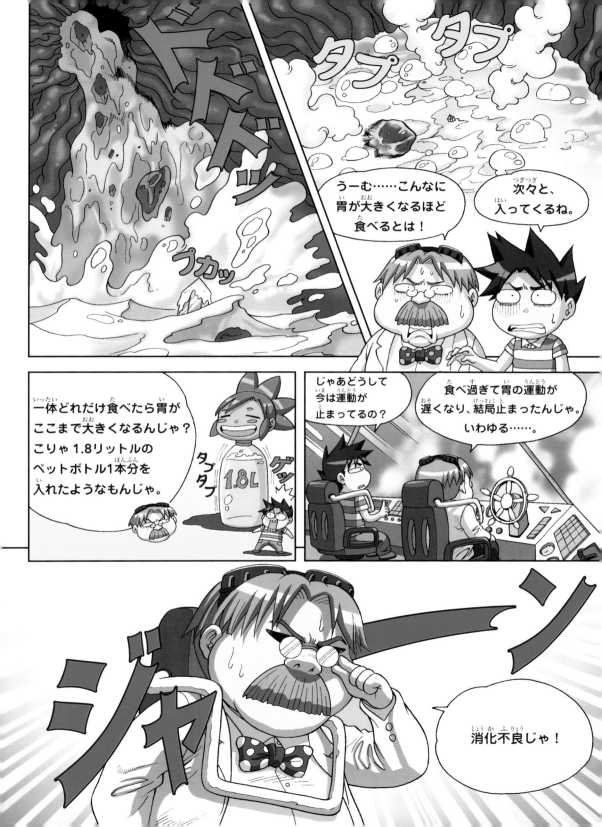

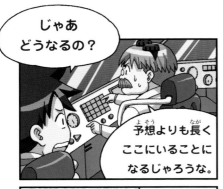

じゃあ
どうなるの？

予想よりも長く
ここにいることに
なるじゃろうな。

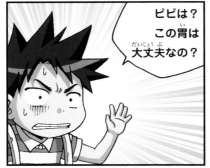

ピピは？
この胃は
大丈夫なの？

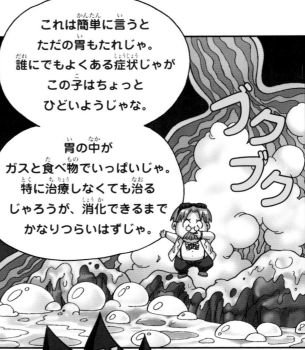

これは簡単に言うと
ただの胃もたれじゃ。
誰にでもよくある症状じゃが
この子はちょっと
ひどいようじゃな。

胃の中が
ガスと食べ物でいっぱいじゃ。
特に治療しなくても治る
じゃろうが、消化できるまで
かなりつらいはずじゃ。

ブクブク

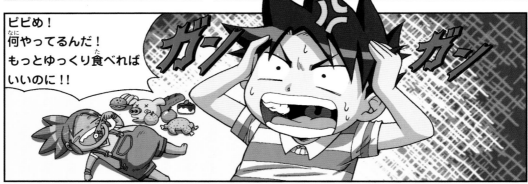

ピピめ！
何やってるんだ！
もっとゆっくり食べれば
いいのに！！

ガーン　ガーン

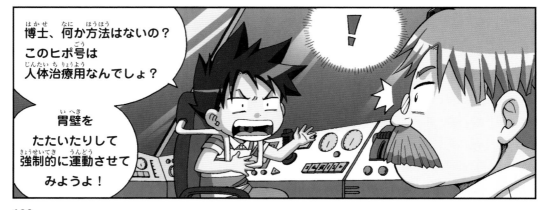

博士、何か方法はないの？
このヒポ号は
人体治療用なんでしょ？

胃壁を
たたいたりして
強制的に運動させて
みようよ！

！

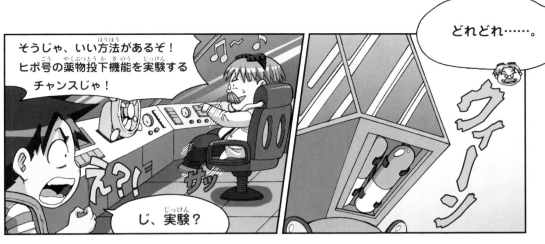

そうじゃ、いい方法があるぞ！
ヒポ号の薬物投下機能を実験する
チャンスじゃ！

どれどれ……。

え？！

じ、実験？

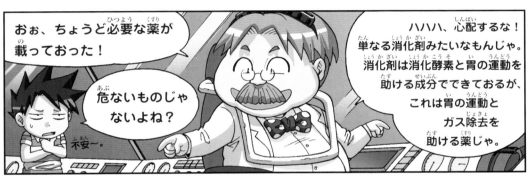

おぉ、ちょうど必要な薬が
載っておった！

危ないものじゃ
ないよね？

不安〜。

ハハハ、心配するな！
単なる消化剤みたいなもんじゃ。
消化剤は消化酵素と胃の運動を
助ける成分でできておるが、
これは胃の運動と
ガス除去を
助ける薬じゃ。

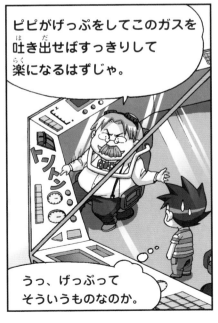

ピピがげっぷをしてこのガスを
吐き出せばすっきりして
楽になるはずじゃ。

うっ、げっぷって
そういうものなのか。

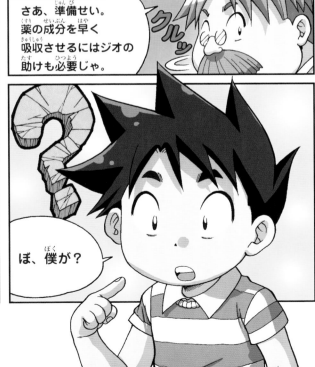

さあ、準備せい。
薬の成分を早く
吸収させるにはジオの
助けも必要じゃ。

クルッ

ぼ、僕が？

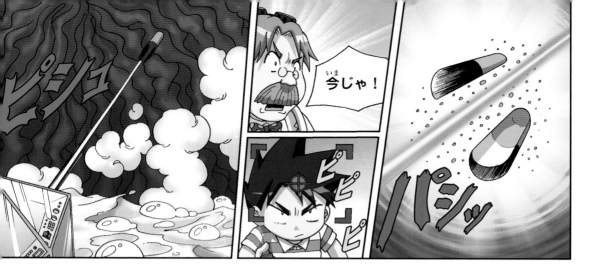

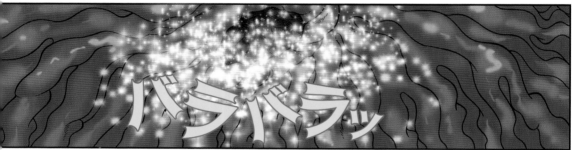

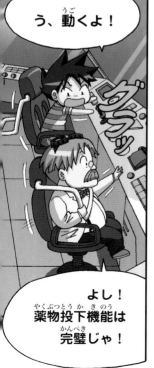

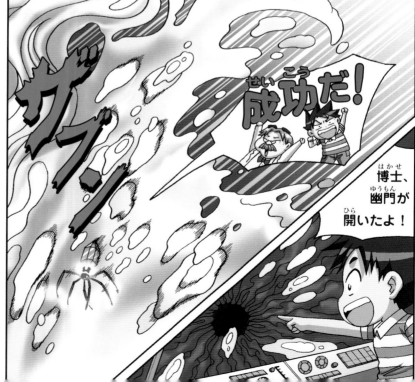

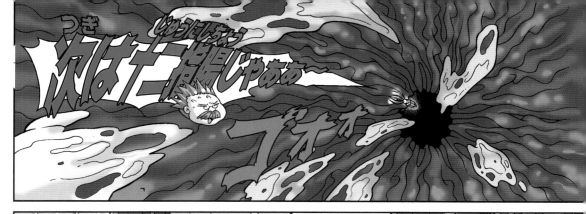

次は七曜場じゃぁ〜

ブオォォ

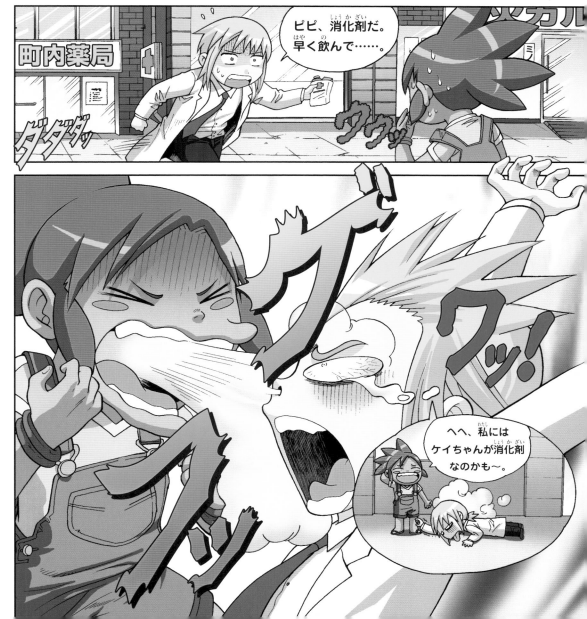

ピピ、消化剤だ。早く飲んで……。

町内薬局

ダダダダッ

グ

ワッ！

へへ、私にはケイちゃんが消化剤なのかも〜。

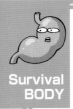
Survival BODY

消化不良と胃腸病

消化不良

　消化不良は胃や腸の消化機能に異常がある症状のことです。普通は不規則な食習慣や食べ過ぎ、早食いなどが原因で、ストレスによって起こることもあります。食後に胃がもたれてお腹にガスがたまるようなら、消化不良の可能性があります。消化不良を予防するには、食べ過ぎないこと、寝る2〜3時間前には食べ物を食べないようにすること、香辛料や調味料、カフェインが多い刺激的なものや油っこいものは食べないようにすることが挙げられます。

消化剤

　消化不良は消化剤を飲むとすぐに症状を改善させることができます。消化剤は消化酵素や消化液分泌を助ける成分、胃腸運動を促進する成分、胃を保護する生薬成分など、体内で作られるものとよく似た成分でできています。しかし消化剤を飲むのが習慣になってしまうと、消化剤にたよって体が自分で消化しようとする機能が低下するので、必要な場合にだけ飲むようにしましょう。

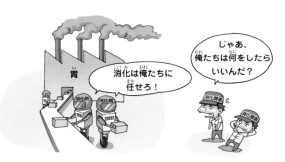

胃腸病

　消化不良のほとんどは、正しい食習慣を取り戻せばすぐに正常になります。しかし消化器官の病気をただの消化不良とまちがうと、治療時期を逃して病気がひどくなることもあるので、注意深く観察しなければなりません。

急性胃炎と胃潰瘍

　急性胃炎は胃の粘膜に突然炎症ができる病気です。暴飲暴食や刺激の強い食べ物を食べたりした時や、感染症などによって、むかむかしてお腹の上の方が痛く

なります。これがひどくなって胃潰瘍になると、胃の粘膜の内側の筋肉層にまで穴が開き、みぞおちのあたりに痛みを感じるようになり、ひどい場合は吐血したり大小便に血が混じったりすることもあります。ストレスやお酒の飲みすぎなどが主な原因です。

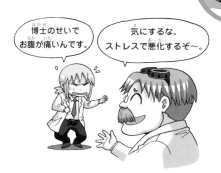

博士のせいでお腹が痛いんです。

気にするな。ストレスで悪化するぞ〜。

急性腸炎

　食べすぎや飲みすぎ、細菌感染などによって、腸の内壁に炎症ができる病気です。腸炎はよく腹痛や消化不良の症状がみられますが、下痢や嘔吐、発熱を伴うことがほとんどなので、お腹が痛いだけでなく熱もある場合は、病院に行って検査を受けた方がいいでしょう。

虫垂炎

　盲腸の下にある虫垂にできる炎症で、盲腸炎とも言います。普通は消化不良の症状から始まり、胸が苦しかったり軽い痛みが起こったりして、時間が経つにつれ右側の下腹部の痛みがひどくなります。治療は虫垂を除去するだけの簡単な手術でできますが、治療せずに長時間放っておくと、内臓を包んでいる腹膜に炎症が広がって、命を失うこともある恐ろしい病気です。

げっぷとおなら

　口から出る気体をげっぷ、肛門から出る気体をおならといいます。げっぷは食べ物を食べる時に一緒に飲み込んで胃に入った空気が再び口から出るもので、おならは大腸の細菌が食べ物のかすを分解してできた発酵ガスが肛門から出るものです。普通、大腸では1日に7〜10リットルほどのガスが発生しますが、体外に出るおならは0.6リットルほどで、あとは大腸の粘膜に再び吸収されます。

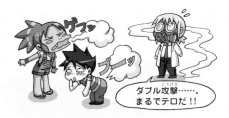

ダブル攻撃……。まるでテロだ!!

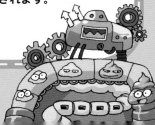

8章
十二指腸の
じゃまもの

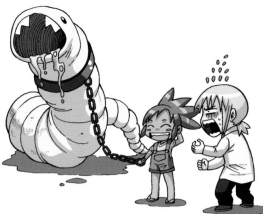

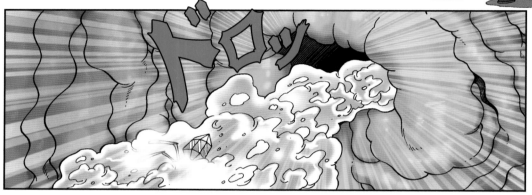

ふぅ、やっと出られた！
幽門って括約筋の力はすごいね。
でももう通りすぎたから安心だ。

ノウ博士？

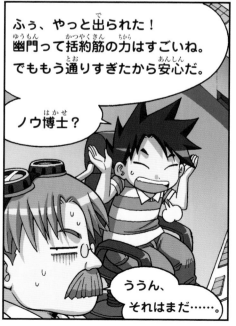

ううん、
それはまだ……。

ええっ？　まさか
あんな門がまだあるの？

お、落ち着かんか。
確かにそうじゃが、
次の門はだいぶ先じゃ。

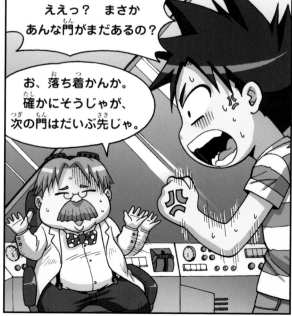

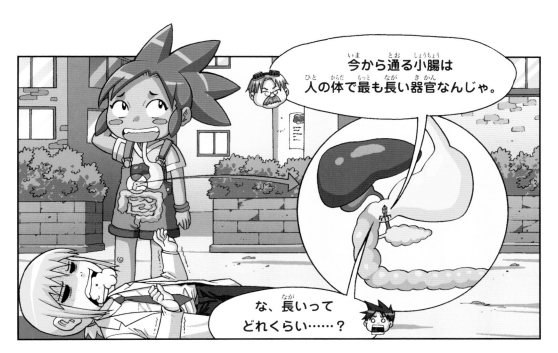

今から通る小腸は
人の体で最も長い器官なんじゃ。

な、長いって
どれくらい……？

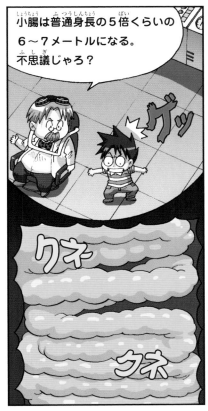

小腸は普通身長の5倍くらいの
6〜7メートルになる。
不思議じゃろ？

クネ

クネ

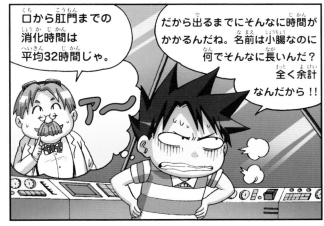

口から肛門までの
消化時間は
平均32時間じゃ。

だから出るまでにそんなに時間が
かかるんだね。名前は小腸なのに
何でそんなに長いんだ？
全く余計
なんだから！！

アー

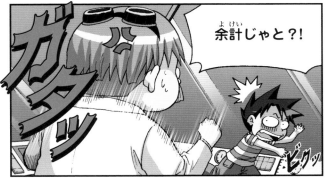

余計じゃと？!

ガタッ

ビクッ

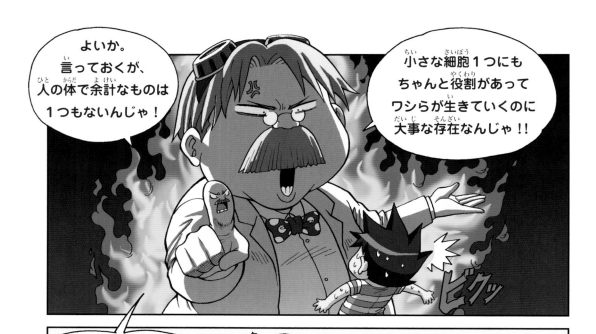

よいか。言っておくが、人の体で余計なものは1つもないんじゃ！

小さな細胞1つにもちゃんと役割があってワシらが生きていくのに大事な存在なんじゃ！！

ビクッ

小腸が長いのは、食べたものをさらに消化して栄養分を吸収するところだからじゃ。

タンパク質		小腸		アミノ酸
でんぷん				ブドウ糖
脂肪				脂肪酸＋モノグリセリド

小腸で栄養分を吸収できなければ、ワシらは生きて行くのに必要な力を得られん。つまりいくら食べても生きられんのじゃ！

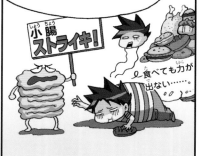

小腸ストライキ！

食べても力が出ない……

こんなに大事な小腸を余計な物とは！

ぼ、僕が言いたかったのは、体の中で一番長いのに名前は小腸なのが変だと思って……。

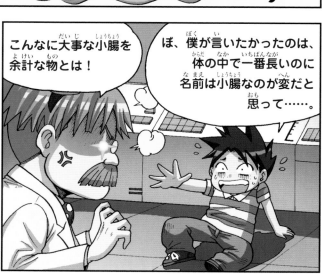

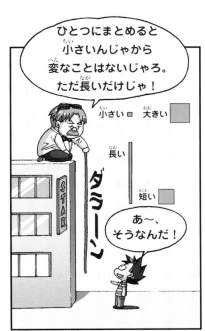

ひとつにまとめると小さいんじゃから変なことはないじゃろ。ただ長いだけじゃ！

小さい □　大きい ■

長い ▮

短い ■

ダミーン

あ〜、そうなんだ！

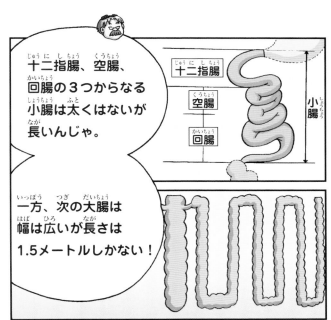

十二指腸、空腸、回腸の３つからなる小腸は太くはないが長いんじゃ。

一方、次の大腸は幅は広いが長さは1.5メートルしかない！

十二指腸

空腸

回腸

小腸

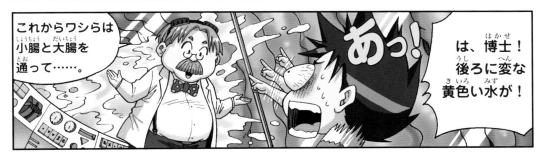

これからワシらは小腸と大腸を通って……。

あっ！

は、博士！後ろに変な黄色い水が！

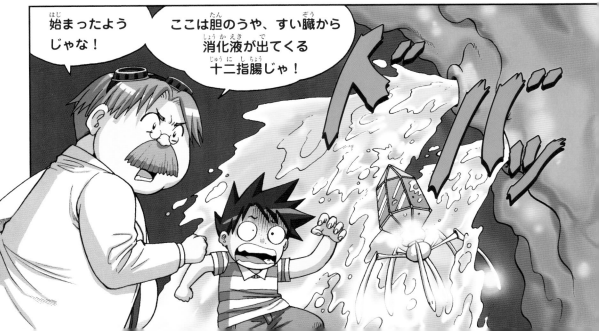

始まったようじゃな！

ここは胆のうや、すい臓から消化液が出てくる十二指腸じゃ！

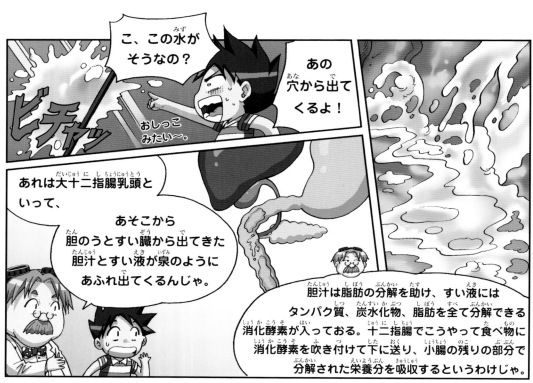

こ、この水が
そうなの？

あの
穴から出て
くるよ！

おしっこ
みたい〜。

ビチャッ

あれは大十二指腸乳頭と
いって、

あそこから
胆のうとすい臓から出てきた
胆汁とすい液が泉のように
あふれ出てくるんじゃ。

胆汁は脂肪の分解を助け、すい液には
タンパク質、炭水化物、脂肪を全て分解できる
消化酵素が入っておる。十二指腸でこうやって食べ物に
消化酵素を吹き付けて下に送り、小腸の残りの部分で
分解された栄養分を吸収するというわけじゃ。

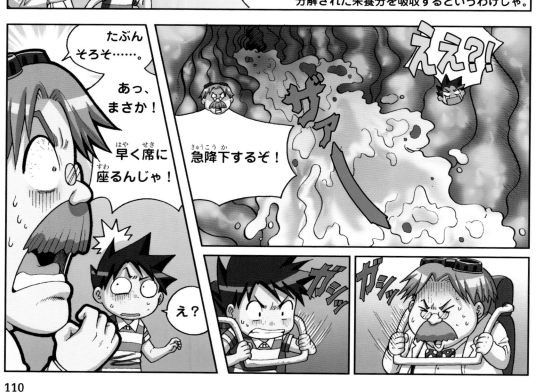

たぶん
そろそ……。

あっ、
まさか！

早く席に
座るんじゃ！

急降下するぞ！

ええ？！

ガァ

え？

ガシッ

ガシッ

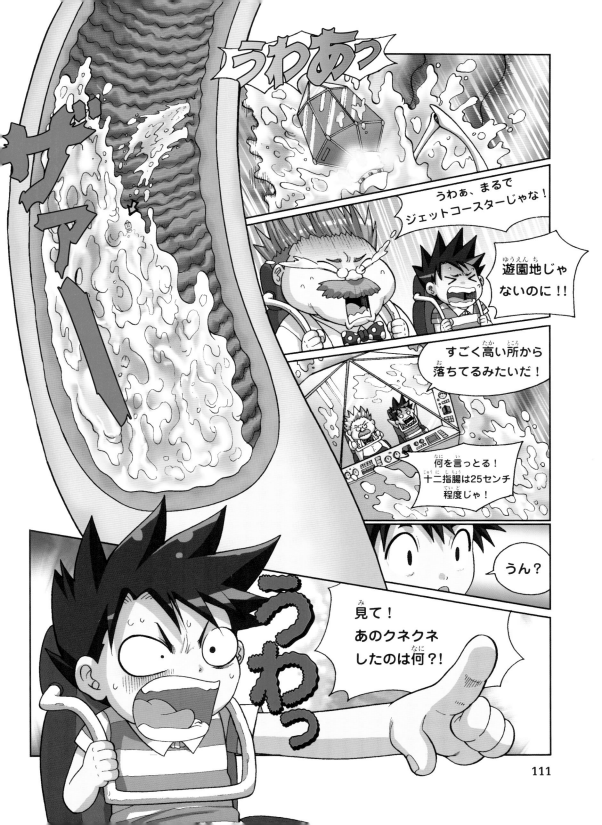

うわぁっ

ザァー！

うわぁ、まるで
ジェットコースターじゃな！

遊園地じゃ
ないのに！！

すごく高い所から
落ちてるみたいだ！

何を言っとる！
十二指腸は25センチ
程度じゃ！

うん？

うわっ

見て！
あのクネクネ
したのは何？！

111

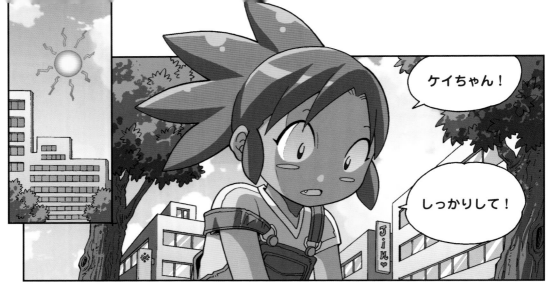

ケイちゃん！

しっかりして！

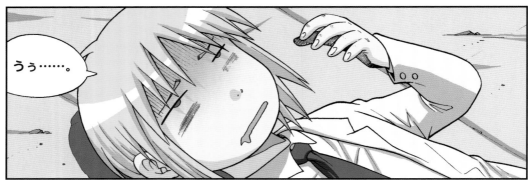

うぅ……。

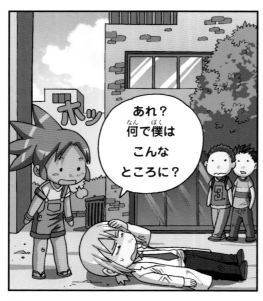

あれ？
何で僕は
こんな
ところに？

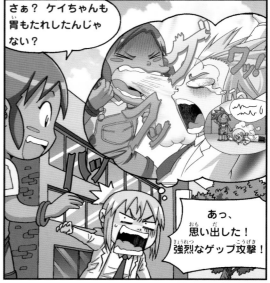

さぁ？ ケイちゃんも
胃もたれしたんじゃ
ない？

あっ、
思い出した！
強烈なゲップ攻撃！

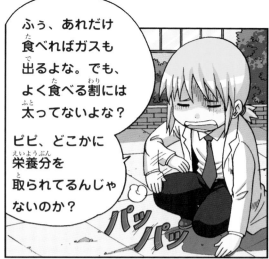

ふぅ、あれだけ食べればガスも出るよな。でも、よく食べる割には太ってないよな？

ピピ、どこかに栄養分を取られてるんじゃないのか？

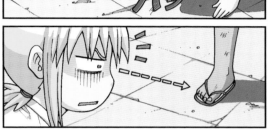

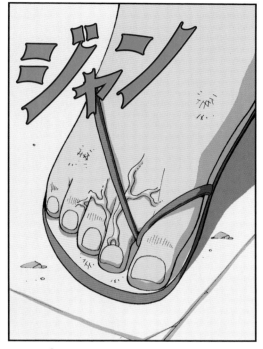

ジャーン

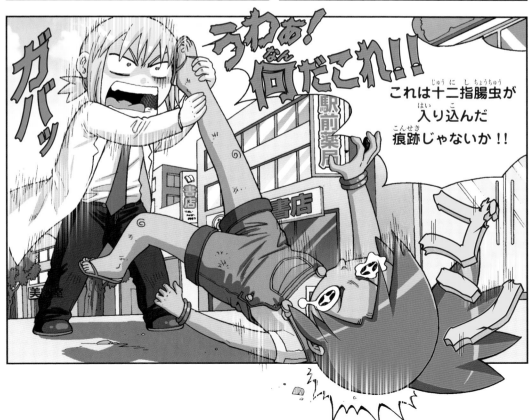

ガバッ

うわぁ！何だこれ！！

これは十二指腸虫が入り込んだ痕跡じゃないか！！

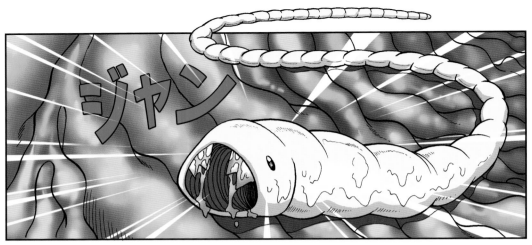

ピピという子は……、寄生虫も飼っておるのか……。

き、寄生虫だって？

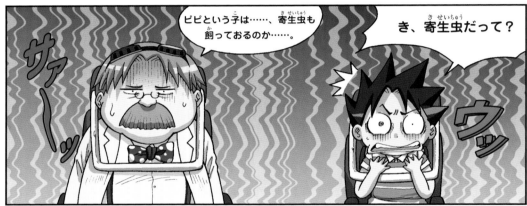

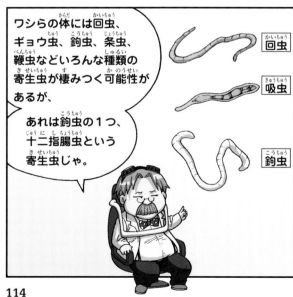

ワシらの体には回虫、ギョウ虫、鉤虫、条虫、鞭虫などいろんな種類の寄生虫が棲みつく可能性があるが、

あれは鉤虫の1つ、十二指腸虫という寄生虫じゃ。

回虫 かいちゅう

吸虫 きゅうちゅう

鉤虫 こうちゅう

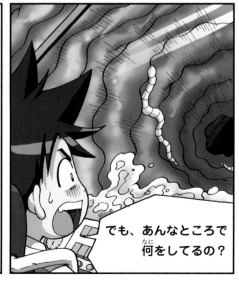

でも、あんなところで何をしてるの？

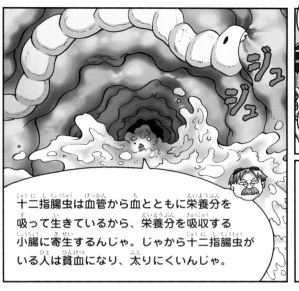

十二指腸虫は血管から血とともに栄養分を吸って生きているから、栄養分を吸収する小腸に寄生するんじゃ。じゃから十二指腸虫がいる人は貧血になり、太りにくいんじゃ。

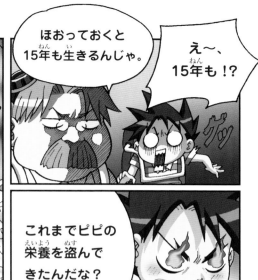

ほおっておくと15年も生きるんじゃ。

え～、15年も！？

これまでピピの栄養を盗んできたんだな？

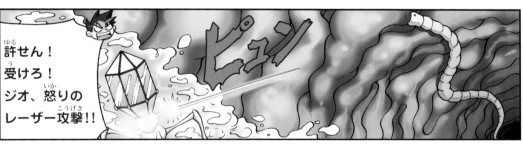

許せん！受けろ！ジオ、怒りのレーザー攻撃!!

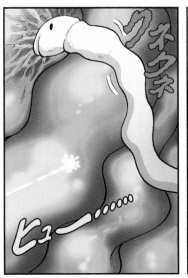

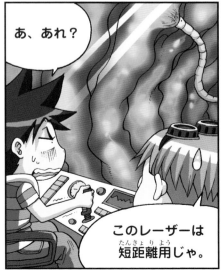

あ、あれ？

このレーザーは短距離用じゃ。

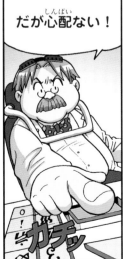

だが心配ない！

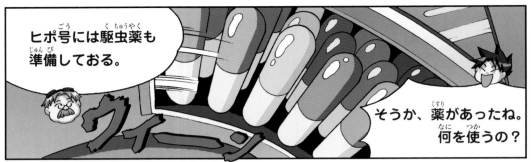

ヒポ号には駆虫薬も準備しておる。

そうか、薬があったね。何を使うの？

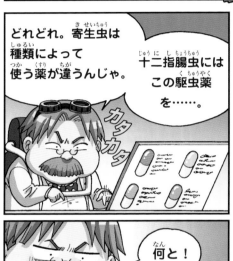

どれどれ。寄生虫は種類によって使う薬が違うんじゃ。十二指腸虫にはこの駆虫薬を……。

何と！

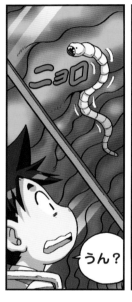

ニョロ

うん？

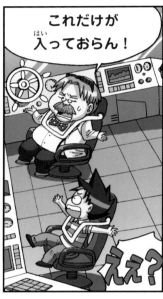

これだけが入っておらん！

ええ？

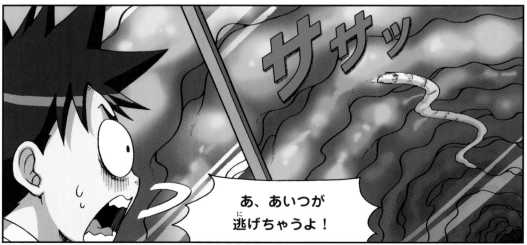

ササッ

あ、あいつが逃げちゃうよ！

116

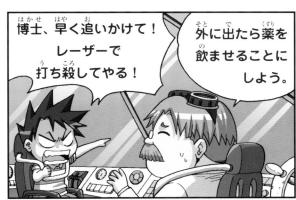

博士、早く追いかけて！レーザーで打ち殺してやる！

外に出たら薬を飲ませることにしよう。

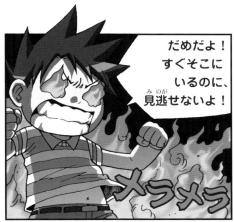

だめだよ！すぐそこにいるのに、見逃せないよ！

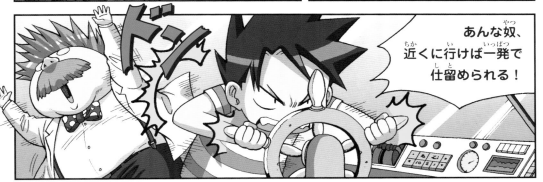

あんな奴、近くに行けば一発で仕留められる！

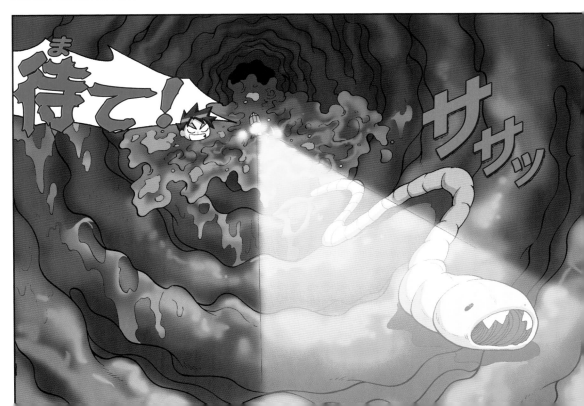

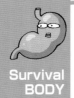

Survival
BODY

消化器系 小腸 その1

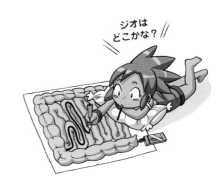

ジオはどこかな？

　胃液とよく混ざった食べ物は、胃で消毒された後に小腸に移ります。小腸は食べ物を本格的に分解して栄養分のほとんどを吸収し、残ったかすを大腸に送る消化器官です。小腸は直径2.5センチほどの細い管で、曲がりくねってお腹の中を埋め尽くしており、その長さは身長の5倍の6〜7メートルほどに達します。十二指腸、空腸、回腸の3つの部分に分かれています。

十二指腸

　十二指腸は小腸の最初の部分で、消化液を出す腺があります。大十二指腸乳頭と小十二指腸乳頭という2つの腺は、肝臓とすい臓で作られた胆汁とすい液が出る所で、十二指腸はこの2つの消化液を食べ物にかけて空腸に送ります。また、十二指腸という名前は、長さが指12本分と同じくらいであることから付きました。

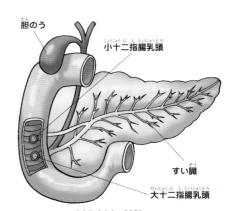

胆のう

小十二指腸乳頭

すい臓

大十二指腸乳頭

十二指腸の構造

小腸の消化吸収

　消化器官で、消化酵素を利用して食べ物を化学的に分解することを化学的消化といいます。消化酵素は各消化器官で出される消化液に含まれますが、小腸では胆汁とすい液、腸液などの消化液を出して食べ物を消化します。胆汁は肝臓で作られて胆のうで一時蓄えられ、食べ物の中の脂肪の分解を助ける働きをします。すい液と腸液にはタンパク質、脂肪、炭水化物を消化することができる消化酵素

が含まれており、胃酸を中和して腸を保護する働きをします。いろいろな消化酵素によって分解された栄養分は、空腸と回腸の絨毛で吸収された後、体中で使われるエネルギーになります。

小腸の運動

　小腸は腸液と食べ物を混ぜ、消化吸収が終わった食べ物のかすを大腸に送るために、二つの運動をします。一つは分節に分かれて収縮し、腸液と食べ物を混ぜる分節運動です。これは小腸に一定の間隔でくびれを作って分節に分けて行われる運動で、くびれの中にある食べ物を半分ずつ交互に行き来させることを繰り返して、食べ物と腸液をよく混ぜるのです。消化がある程度進むと、腸壁を順に収縮させる蠕動運動が始まり、次の消化器官である大腸へ食べ物のかすを送ります。

小腸の分節運動と蠕動運動

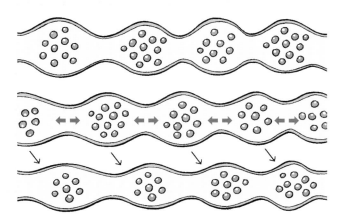

① 小腸に一定間隔の分節ができ、分節の連結部分がくびれる。

② 各分節の真ん中がくびれて各分節の内容物は半分に分かれ、隣の分節の半分と混ぜる。

③ ①と②を繰り返して食べ物と腸液がある程度混ざったら蠕動運動で少しずつ移動する。

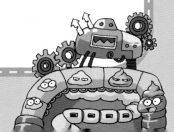

9章
ジオ VS 寄生虫

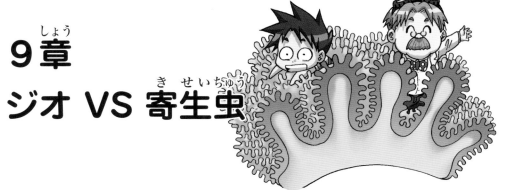

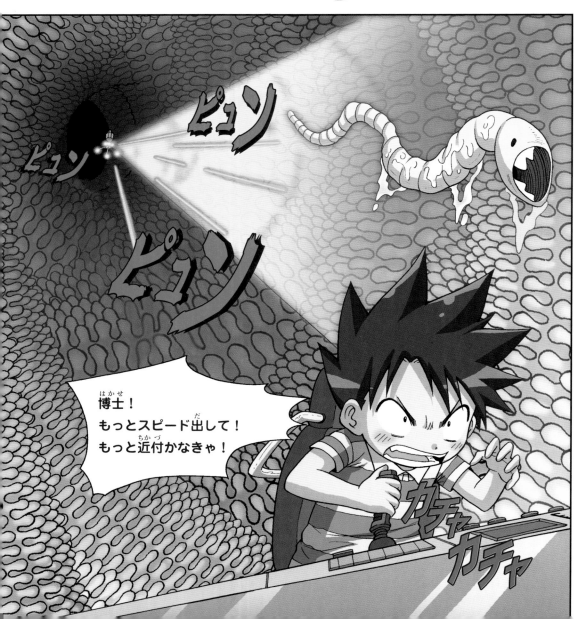

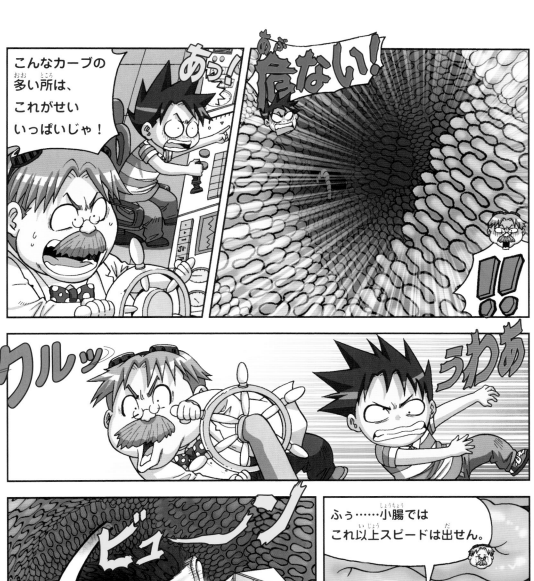

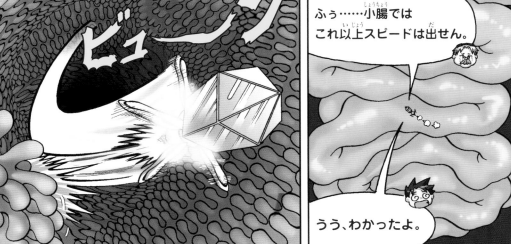

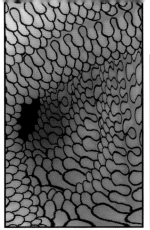

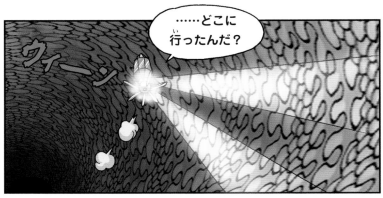

……どこに行ったんだ？

ウィーーン

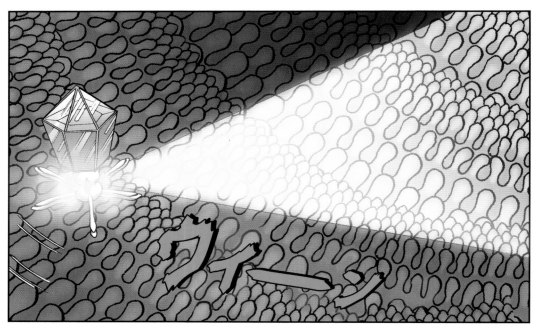

ウィーーン

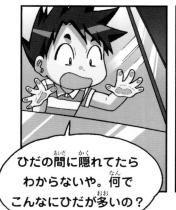

ひだの間に隠れてたらわからないや。何でこんなにひだが多いの？

これで小腸の役目が果たせるんじゃ。なるべく面積を大きくしてより多くの栄養分を吸い取るんじゃ。

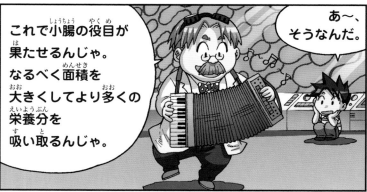

あ〜、そうなんだ。

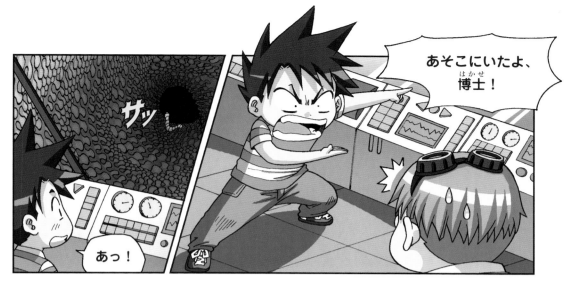

あそこにいたよ、博士！

あっ！

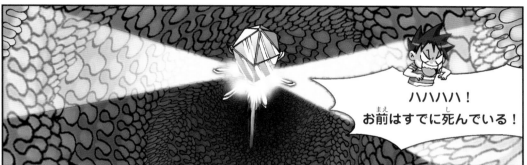

ハハハハ！
お前はすでに死んでいる！

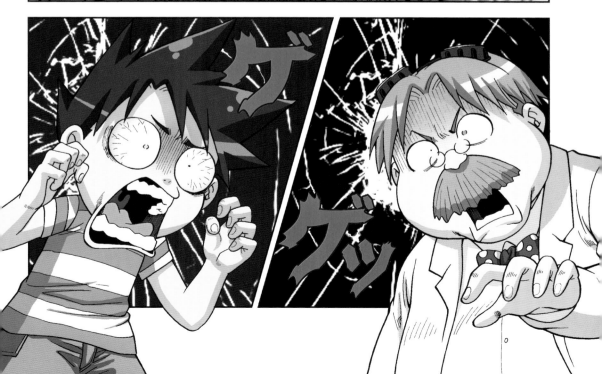

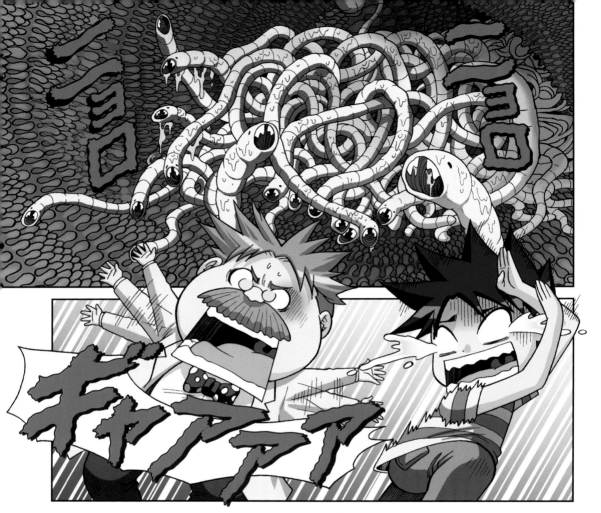

ニョロ

ニョロ

ニョロ

ギャアァァ

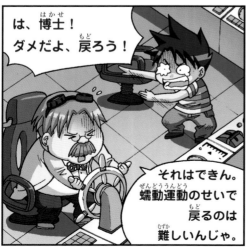

は、博士！
ダメだよ、戻ろう！

それはできん。
蠕動運動のせいで
戻るのは
難しいんじゃ。

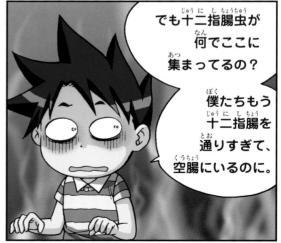

でも十二指腸虫が
何でここに
集まってるの？

僕たちもう
十二指腸を
通りすぎて、
空腸にいるのに。

124

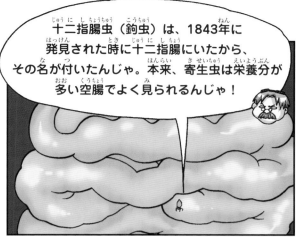

十二指腸虫（鉤虫）は、1843年に発見された時に十二指腸にいたから、その名が付いたんじゃ。本来、寄生虫は栄養分が多い空腸でよく見られるんじゃ！

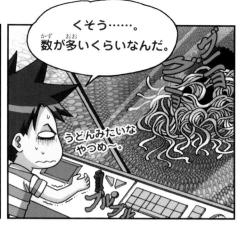

くそう……。数が多いくらいなんだ。

うどんみたいなやつめ〜。

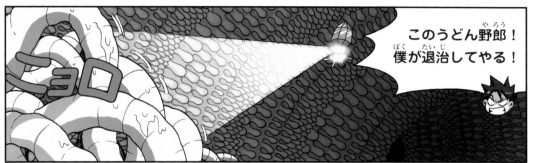

このうどん野郎！僕が退治してやる！

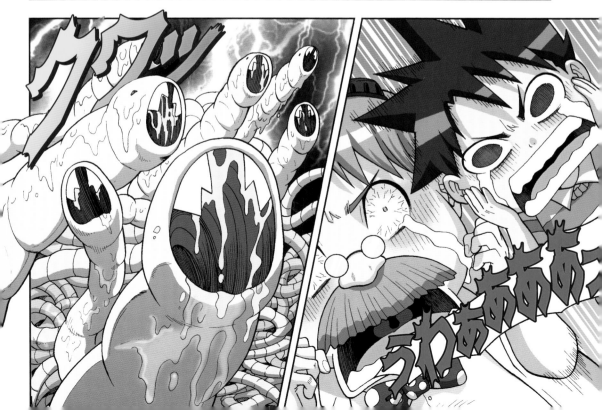

うわああああっ

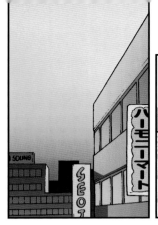

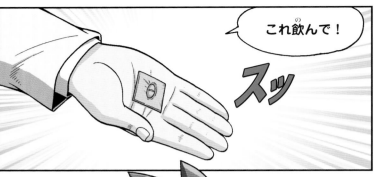

これ飲んで！

スッ

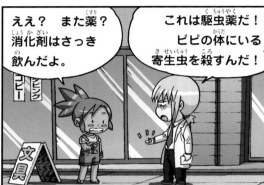

ええ？　また薬？
消化剤はさっき
飲んだよ。

これは駆虫薬だ！
ピピの体にいる
寄生虫を殺すんだ！

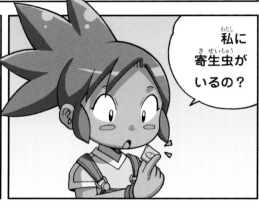

私に
寄生虫が
いるの？

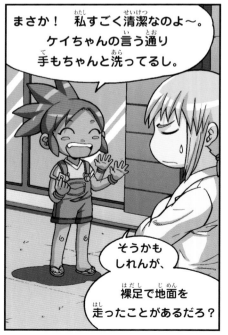

まさか！　私すごく清潔なのよ～。
ケイちゃんの言う通り
手もちゃんと洗ってるし。

そうかも
しれんが、

裸足で地面を
走ったことがあるだろ？

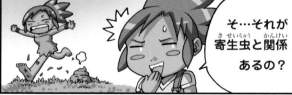

そ…それが
寄生虫と関係
あるの？

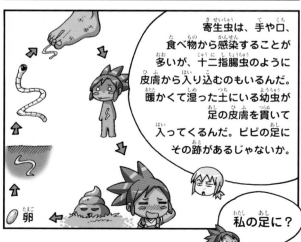

寄生虫は、手や口、
食べ物から感染することが
多いが、十二指腸虫のように
皮膚から入り込むのもいるんだ。
暖かくて湿った土にいる幼虫が
足の皮膚を貫いて
入ってくるんだ。ピピの足に
その跡があるじゃないか。

卵

私の足に？

126

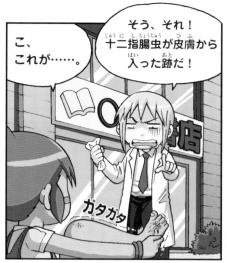

こ、これが……。

そう、それ！十二指腸虫が皮膚から入った跡だ！

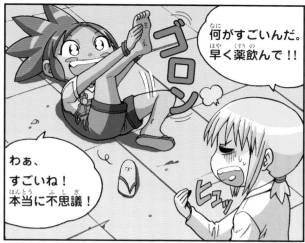

何がすごいんだ。早く薬飲んで！！

わぁ、すごいね！本当に不思議！

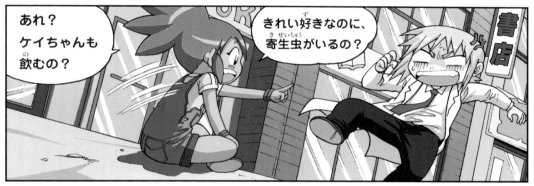

あれ？ケイちゃんも飲むの？

きれい好きなのに、寄生虫がいるの？

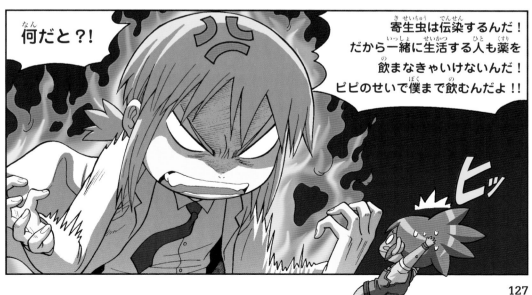

何だと？！

寄生虫は伝染するんだ！だから一緒に生活する人も薬を飲まなきゃいけないんだ！ピピのせいで僕まで飲むんだよ！！

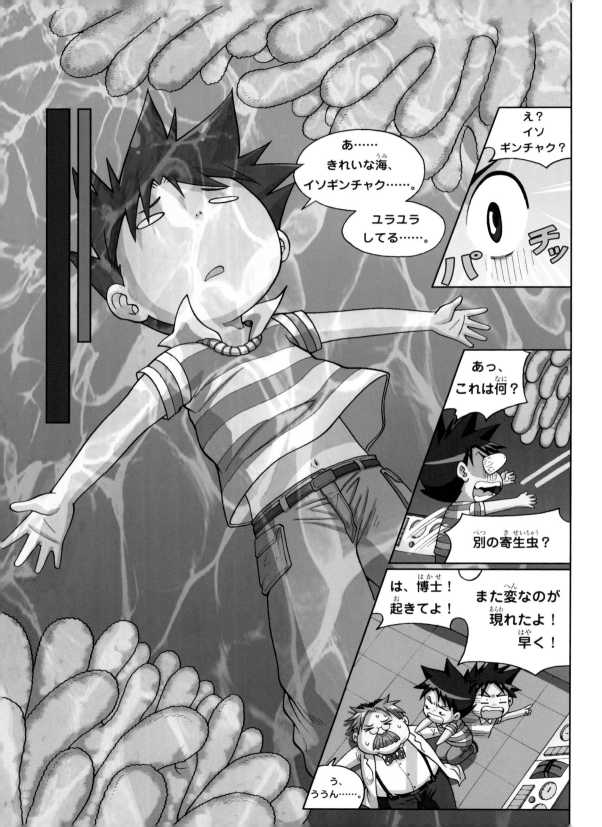

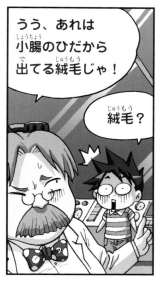

うう、あれは
小腸のひだから
出てる絨毛じゃ！

絨毛？

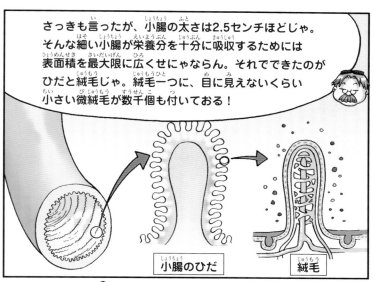

さっきも言ったが、小腸の太さは2.5センチほどじゃ。
そんな細い小腸が栄養分を十分に吸収するためには
表面積を最大限に広くせにゃならん。それでできたのが
ひだと絨毛じゃ。絨毛一つに、目に見えないくらい
小さい微絨毛が数千個も付いておる！

小腸のひだ

絨毛

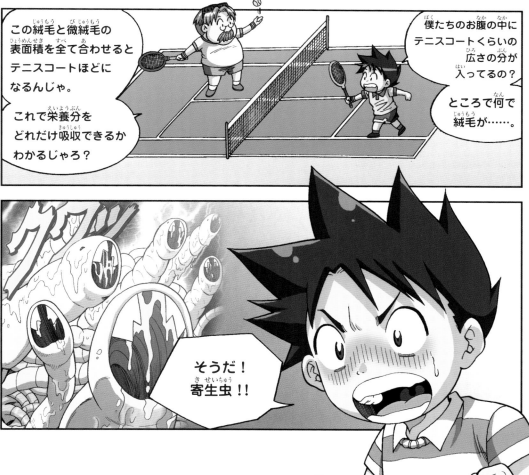

この絨毛と微絨毛の
表面積を全て合わせると
テニスコートほどに
なるんじゃ。

これで栄養分を
どれだけ吸収できるか
わかるじゃろ？

僕たちのお腹の中に
テニスコートくらいの
広さの分が
入ってるの？

ところで何で
絨毛が……。

そうだ！
寄生虫！！

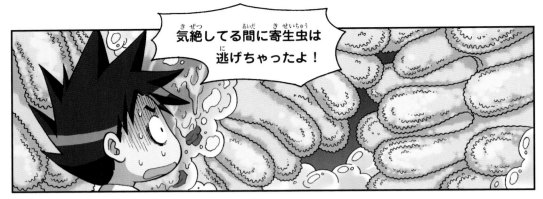

気絶してる間に寄生虫は
逃げちゃったよ！

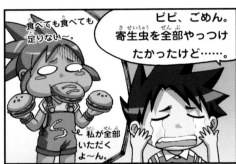

ピピ、ごめん。
寄生虫を全部やっつけ
たかったけど……。

食べても食べても
足りない〜。

私が全部
いただく
よ〜ん。

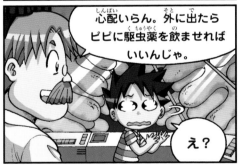

心配いらん。外に出たら
ピピに駆虫薬を飲ませれば
いいんじゃ。

え？

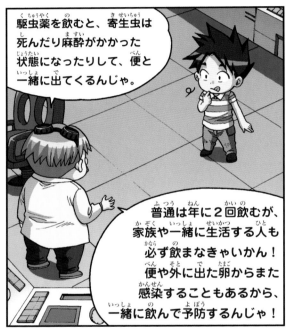

駆虫薬を飲むと、寄生虫は
死んだり麻酔がかかった
状態になったりして、便と
一緒に出てくるんじゃ。

普通は年に２回飲むが、
家族や一緒に生活する人も
必ず飲まなきゃいかん！
便や外に出た卵からまた
感染することもあるから、
一緒に飲んで予防するんじゃ！

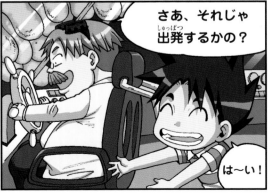

さあ、それじゃ
出発するかの？

は〜い！

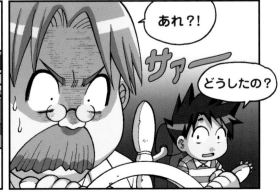

あれ？！

どうしたの？

サァー

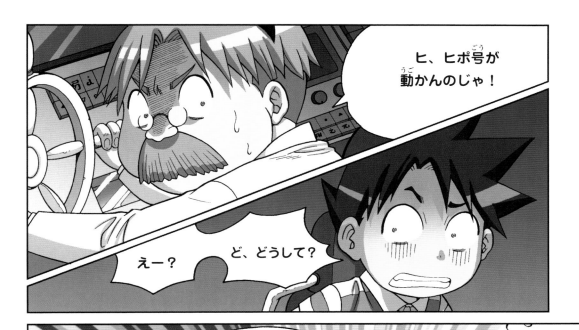

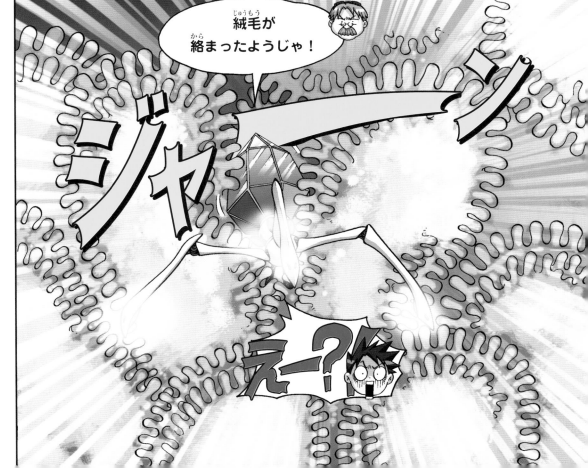

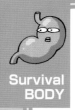

Survival BODY

人体の寄生虫

　寄生虫は体内に入ってきて棲みつき、食べ物の栄養分を知らないうちに持って行く生物です。このような寄生虫は体が使うべき栄養分を横取りするため、成長や健康に悪影響を与え、病気の原因にもなります。昔、人の便を農作物の肥料として使っていた時代には寄生虫がいる人が多かったのですが、農薬を使うようになり生活環境が現代化されると寄生虫はほとんどいなくなりました。しかし、最近になって、ペットを飼う家庭が増えて、再び寄生虫の感染が増えています。

十二指腸虫（鉤虫）

　十二指腸虫は十二指腸で初めて発見されたので、十二指腸虫と名前が付けられましたが、実際には小腸全体に棲みつく寄生虫です。十二指腸虫は寄生している人や動物の排泄物を通じて卵を外に送り出し、卵からかえった幼虫は土の中で成長して土に触れた手や足から体の中に入ってきます。体に入ってきた十二指腸虫はすぐ成虫になって小腸に移動し、小腸の壁に鋭い牙を刺して血を吸います。そのため十二指腸虫が寄生している人は貧血や体重の減少、めまい、吐き気、食欲不振などの症状が起こります。

十二指腸虫の成長過程
卵からかえって、約5日ほどで人の体に入る幼虫になります。その後は土中で待機し、寄生する動物が近付くと皮膚を破るなどして体内に入ります。

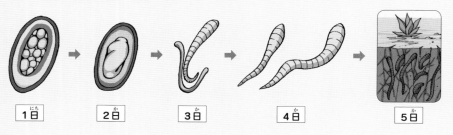

| 1日 | 2日 | 3日 | 4日 | 5日 |

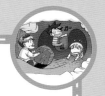

回虫

　回虫は、主に卵がついている食べ物を摂取することで感染し、体内で体長が15〜35センチまでになる寄生虫です。回虫は十二指腸虫のように小腸に寄生しますが、肝臓や肺に入って、高熱や呼吸困難などの肺炎症状を起こすこともあります。また、鼻や耳に侵入することもある恐ろしい寄生虫です。

ギョウ虫

　肛門をきれいにふいてもかゆい場合は、ギョウ虫がいるかもしれません。ギョウ虫は人の体に寄生しやすいですが、かゆいこと以外には大きな被害はありません。しかしギョウ虫は小さい子供の睡眠を妨げ、成長に悪影響を及ぼすこともあるため、駆虫薬を服用して治療しなければなりません。

条虫（サナダムシ）

　条虫は、主に魚や牛肉、豚肉などを火を通さず生のまま食べた時に感染します。成虫になると体長が数メートルに達するものもあります。

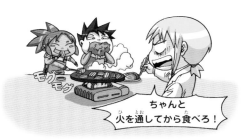

モグモグ

ちゃんと
火を通してから食べろ！

予防と駆虫薬

　寄生虫予防の基本は、外出の後と食事の前に手足をきれいに洗うことです。また、土遊びをしないことや、ペットを飼う家ではペットの寄生虫についても気をつけなければなりません。しかし、どれだけ気をつけても寄生虫が入ってくることがあるので、定期的に病院で検査をする方がいいでしょう。この時、家族など一緒に暮らしている人に寄生虫がうつらないように、みんな一緒に服用するようにします。

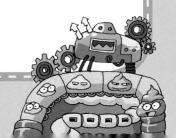

10章
エネルギー ゼロ

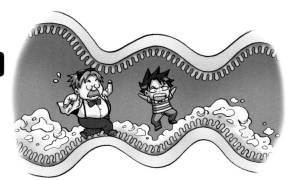

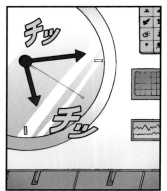

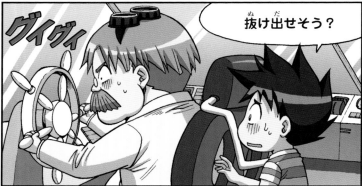

抜け出せそう？

もちろんじゃ！
今までは
練習じゃ！

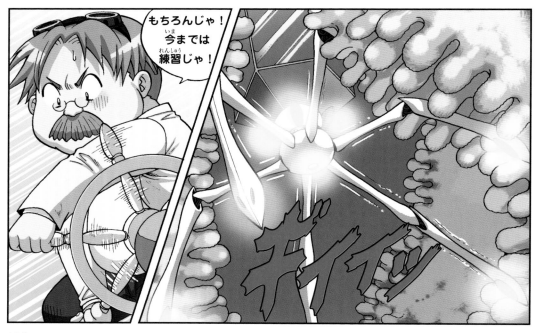

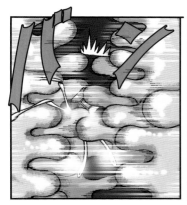

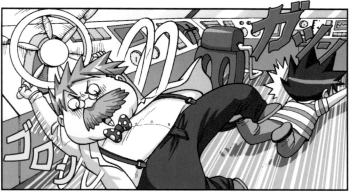

うっ、蠕動運動め！！
こんな時に起きなくても
いいのに！

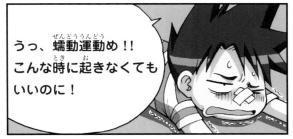

小腸にいくつかの分節を
作って食べ物と消化液を
混ぜるんじゃ。

① 数センチの
間隔でくびれて
分節ができる

② 分節の中央が
くびれて、
両隣の分節に
あった内容物と
混ざる

③ ①、②を繰り
返す

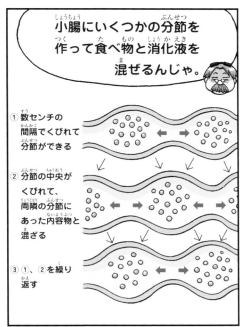

筋肉の収縮と弛緩を
繰り返す蠕動運動は食べ物を
運ぶためのもので、

今のは分節運動という
別の運動じゃ。

分節運動？

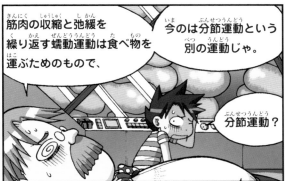

蠕動運動だけ
してればいいのに
分節運動まで……！
小腸は何でこんなに
運動するの？

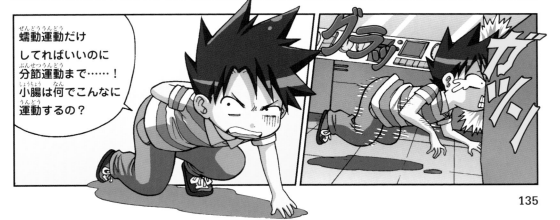

135

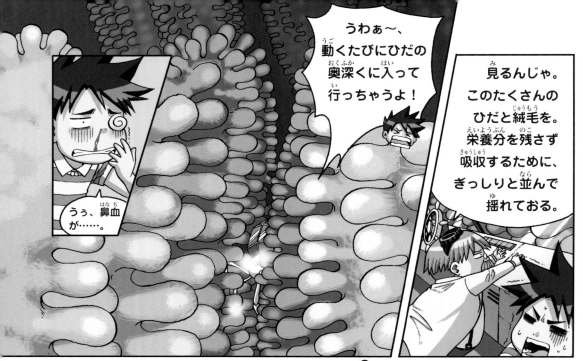

うわぁ～、動くたびにひだの奥深くに入って行っちゃうよ！

うぅ、鼻血が……。

見るんじゃ。このたくさんのひだと絨毛を。栄養分を残さず吸収するために、ぎっしりと並んで揺れておる。

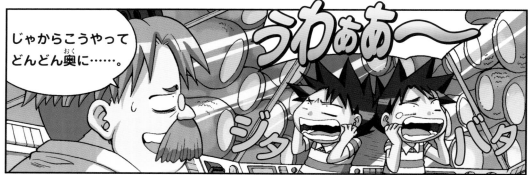

じゃからこうやってどんどん奥に……。

うわぁあ～

シュタ　シュタ

あれ？

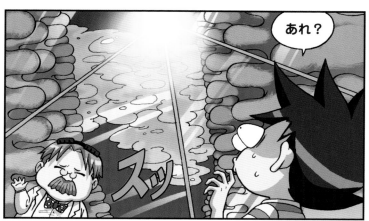

スッ

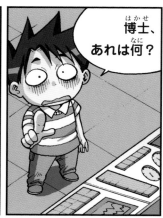

博士、あれは何？

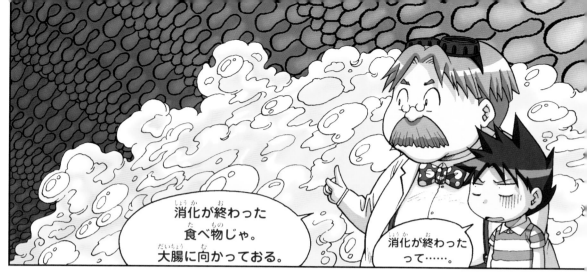

消化が終わった食べ物じゃ。大腸に向かっておる。

消化が終わったって……。

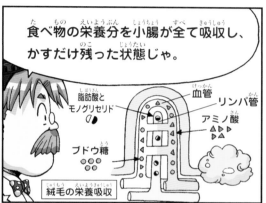

食べ物の栄養分を小腸が全て吸収し、かすだけ残った状態じゃ。

脂肪酸とモノグリセリド

血管
リンパ管
アミノ酸

ブドウ糖

絨毛の栄養吸収

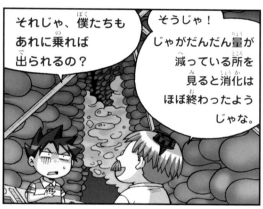

それじゃ、僕たちもあれに乗れば出られるの？

そうじゃ！じゃがだんだん量が減っている所を見ると消化はほぼ終わったようじゃな。

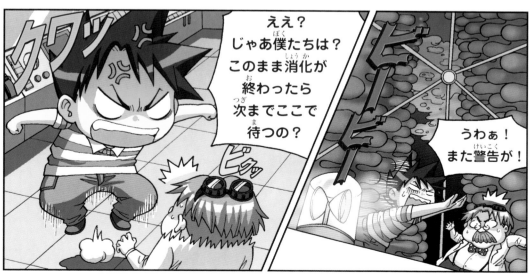

ええ？じゃあ僕たちは？このまま消化が終わったら次までここで待つの？

うわぁ！また警告が！

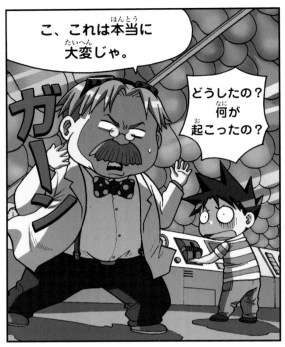

こ、これは本当に大変じゃ。

どうしたの？何が起こったの？

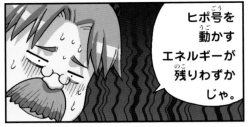

ヒポ号を動かすエネルギーが残りわずかじゃ。

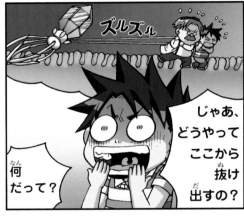

何だって？

ズルズル

じゃあ、どうやってここから抜け出すの？

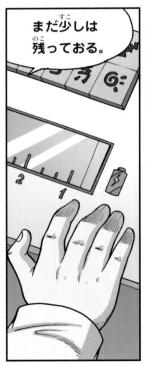

まだ少しは残っておる。

方法は1つだけじゃ。残ったエネルギーを全てここから抜けるのに使うんじゃ！

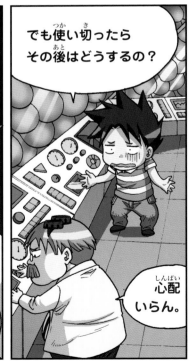

でも使い切ったらその後はどうするの？

心配いらん。

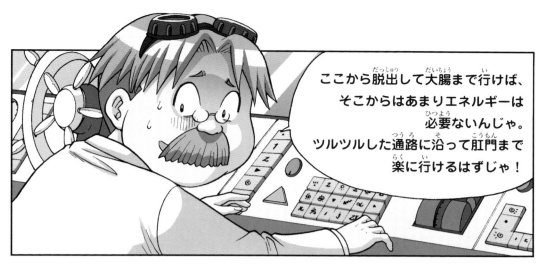

ここから脱出して大腸まで行けば、そこからはあまりエネルギーは必要ないんじゃ。ツルツルした通路に沿って肛門まで楽に行けるはずじゃ！

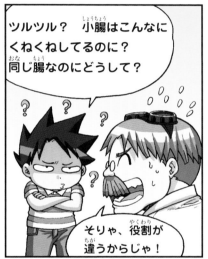

ツルツル？　小腸はこんなにくねくねしてるのに？同じ腸なのにどうして？

そりゃ、役割が違うからじゃ！

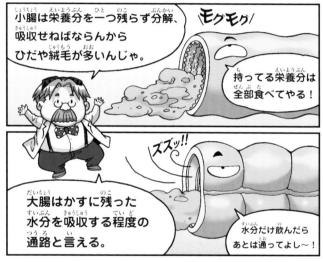

小腸は栄養分を一つ残らず分解、吸収せねばならんから、ひだや絨毛が多いんじゃ。

モグモグ

持ってる栄養分は全部食べてやる！

大腸はかすに残った水分を吸収する程度の通路と言える。

ズズッ!!

水分だけ飲んだらあとは通ってよし〜！

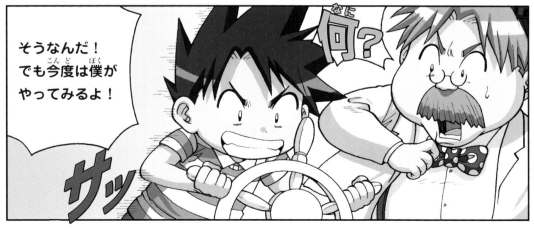

そうなんだ！でも今度は僕がやってみるよ！

なに？

サッ

139

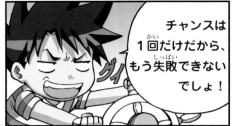

チャンスは1回だけだから、もう失敗できないでしょ！

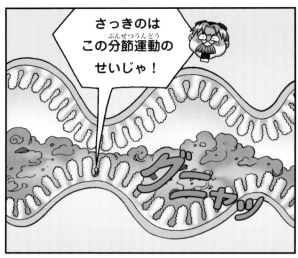

さっきのはこの分節運動のせいじゃ！

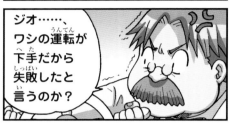

ジオ……、ワシの運転が下手だから失敗したと言うのか？

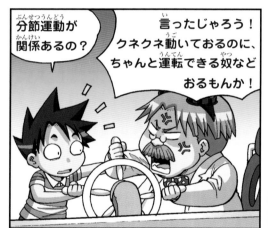

分節運動が関係あるの？

言ったじゃろう！クネクネ動いておるのに、ちゃんと運転できる奴などおるもんか！

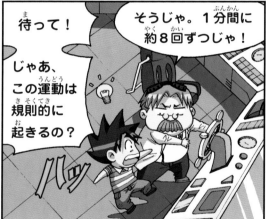

待って！

じゃあ、この運動は規則的に起きるの？

そうじゃ。1分間に約8回ずつじゃ！

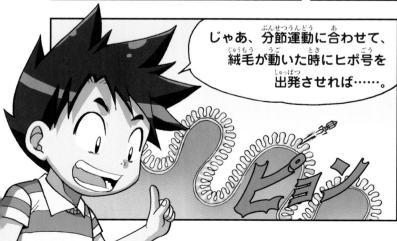

じゃあ、分節運動に合わせて、絨毛が動いた時にヒポ号を出発させれば……。

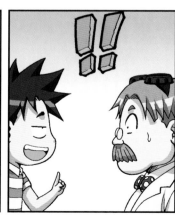

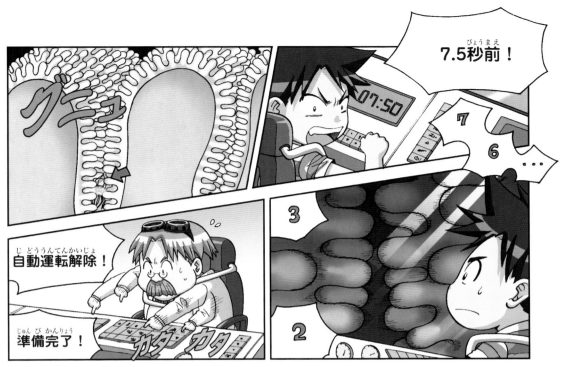

7.5秒前！

7

6 …

3

2

自動運転解除！

準備完了！

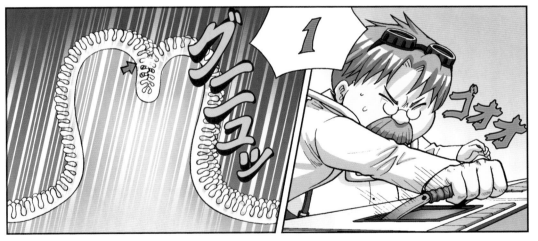

1

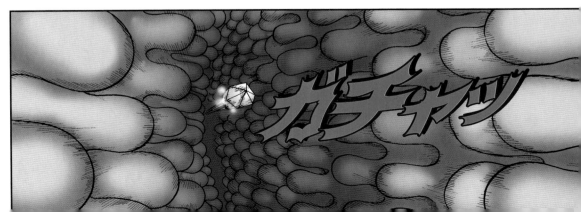

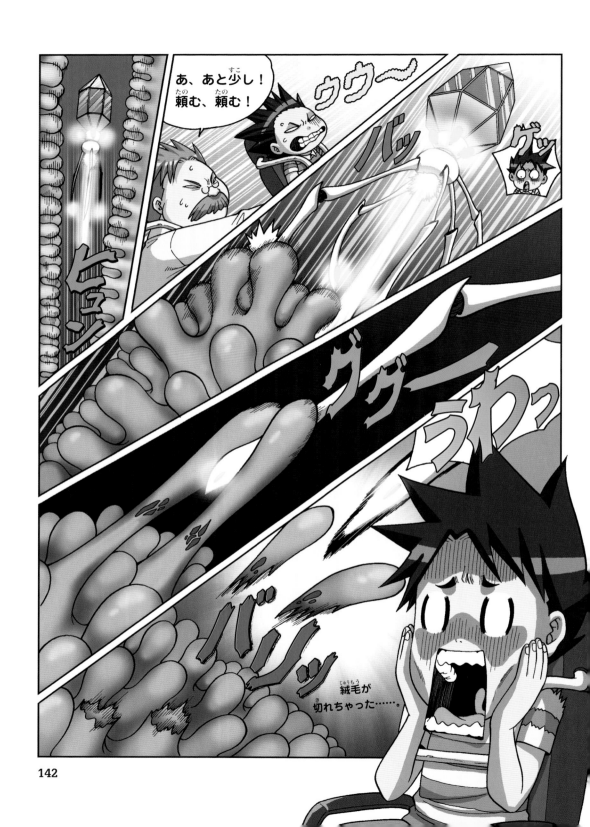

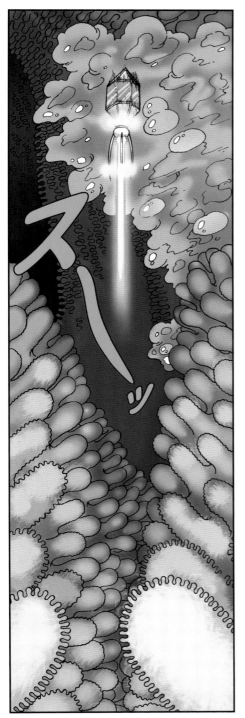

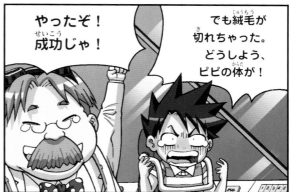

やったぞ！
成功じゃ！

でも絨毛が
切れちゃった。
どうしよう、
ピピの体が！

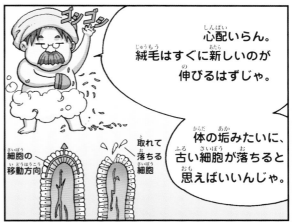

心配いらん。
絨毛はすぐに新しいのが
伸びるはずじゃ。

体の垢みたいに、
古い細胞が落ちると
思えばいいんじゃ。

細胞の
移動方向

取れて
落ちる
細胞

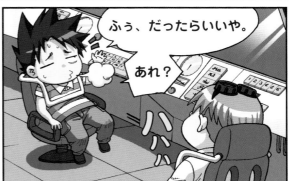

ふぅ、だったらいいや。

あれ？

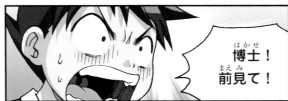

博士！
前見て！

143

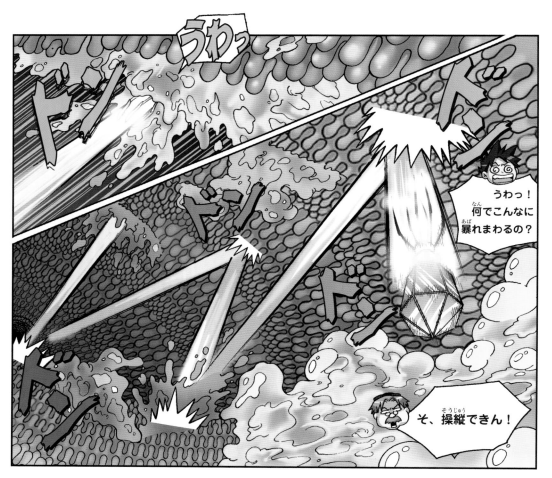

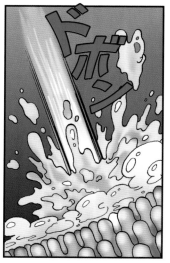

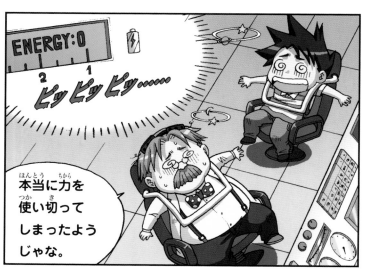

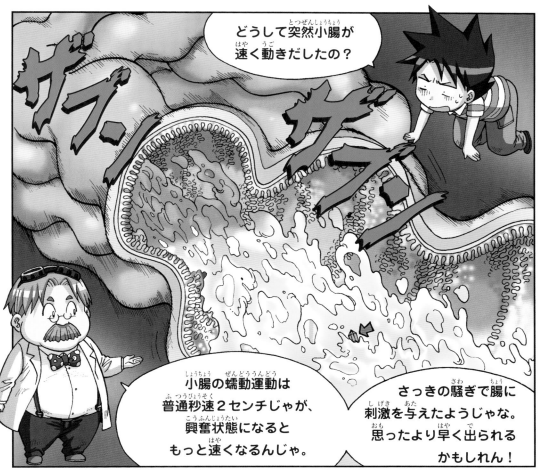

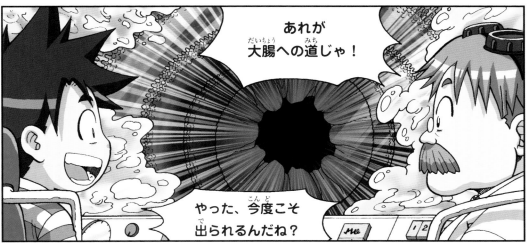

145

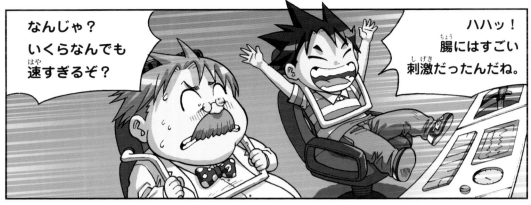

なんじゃ？
いくらなんでも
速すぎるぞ？

ハハッ！
腸にはすごい
刺激だったんだね。

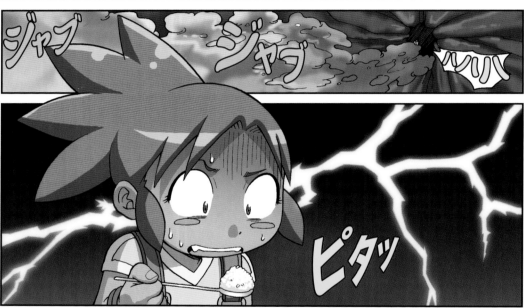

ジャブ
ジャブ
ハハハ

ピタッ

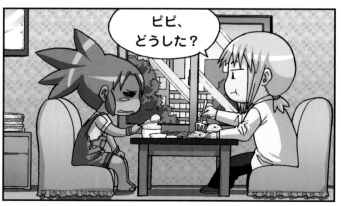

ピピ、
どうした？

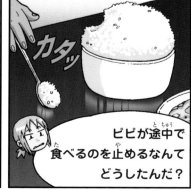

カタッ

ピピが途中で
食べるのを止めるなんて
どうしたんだ？

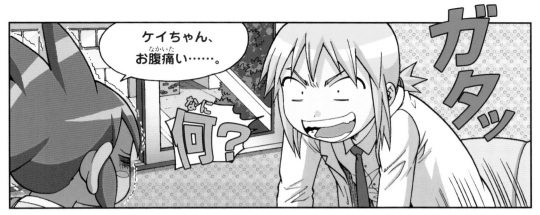

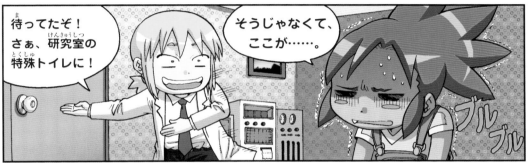

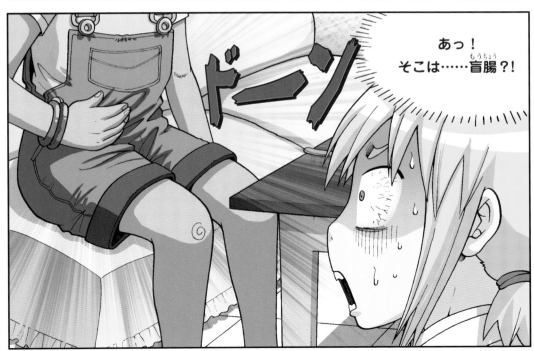

147

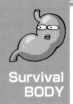

Survival
BODY

消化器系 小腸 その２

空腸と回腸

　十二指腸を通った食べ物は空腸に入ります。空腸の長さは２メートルほどで、解剖した時に中身がなかったため、空腸と呼ばれるようになりました。小腸での消化と栄養吸収のほとんどは空腸と次の回腸で行われます。回腸は長さが３メートルほどで、その長い腸がぐるぐる回って収まっていたので、回腸と呼ばれています。

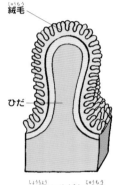

絨毛

ひだ

小腸のひだと絨毛

小腸のひだと絨毛

　小腸は人体で最も長い器官ですが、太さは2.5センチしかありません。この細い管がどうやって食べ物の栄養分を吸収するのか、不思議だと思いませんか？　実は、小腸の内壁はたくさんのひだでできていて、そのひだには絨毛という指の形をした突起がぎっしり生えており、すべての表面積はとても大きくなります。小腸はこの数百万個の絨毛で、体内で必要な栄養分を吸収しているのです。

絨毛と微絨毛

　小腸の壁に生えている絨毛を電子顕微鏡で２千倍以上に拡大してみると、絨毛１つに数千個もの微絨毛がついているのを見ることができます。絨毛が栄養分をできるだけたくさん吸収できるように、微絨毛が表面積を広げてくれるのです。絨毛と微絨毛がない場合の小腸の表面積と比べ

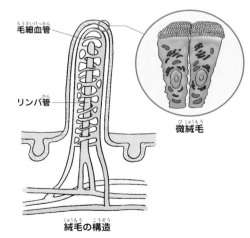

毛細血管

リンパ管

微絨毛

絨毛の構造

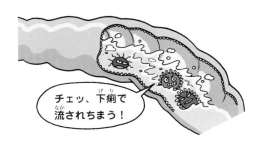

ると、絨毛と微絨毛を全て広げた時の表面積は約60倍広くなり、テニスコートの広さに匹敵するといいます。

絨毛の一生

　体の細胞のうち、細胞分裂しても他の器官などになれる能力をもったものを「幹細胞」といいます。この幹細胞のおかげで体は新しく血を作り、傷付いた皮膚を新しい皮膚にすることができるのです。小腸の絨毛の下にも幹細胞があって、すぐに新しい絨毛細胞が作られます。新しくできた細胞は下から上に上がってくるため、古い細胞は絨毛の最上部に少しずつ押されて結局は押し出されます。こうして、小腸はいつも健康な絨毛で栄養分を吸収することができるのです。

下痢を引き起こすセンサー細胞

　小腸の内壁にはいわゆるセンサー細胞と呼ばれる特別な細胞があります。この細胞は小腸に入ってきた食べ物の成分を感知して、タンパク質が多ければタンパク質分解酵素を含むすい液をたくさん分泌し、脂肪が多ければ脂肪の消化を助ける胆汁をたくさん分泌させます。また、有害物質や細菌を感知すると大量の腸液を一度に分泌して、有害なものを取り除こうとします。傷んだ物を食べた時に下痢をするのは、このような腸液の働きがあるからです。下痢になった時は薬を飲んで下痢を止めるより、悪い物を体外に出してしまう方が体にはいいと言われています。

チェッ、下痢で流されちまう！

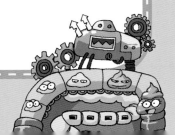

11章
大腸の中へ

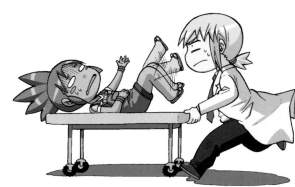

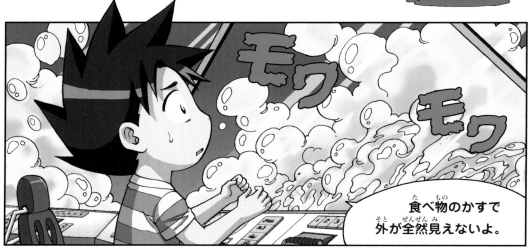

食べ物のかすで
外が全然見えないよ。

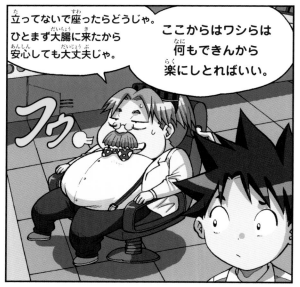

立ってないで座ったらどうじゃ。
ひとまず大腸に来たから
安心しても大丈夫じゃ。

ここからはワシらは
何もできんから
楽にしとればいい。

フウ

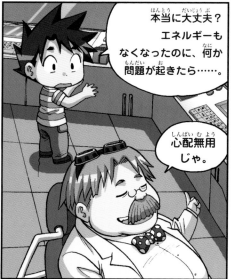

本当に大丈夫？
エネルギーも
なくなったのに、何か
問題が起きたら……。

心配無用
じゃ。

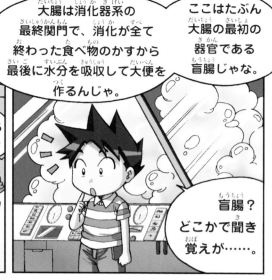

ここはたぶん大腸の最初の器官である盲腸じゃな。

大腸は消化器系の最終関門で、消化が全て終わった食べ物のかすから最後に水分を吸収して大便を作るんじゃ。

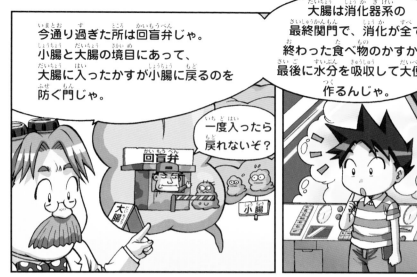

今通り過ぎた所は回盲弁じゃ。小腸と大腸の境目にあって、大腸に入ったかすが小腸に戻るのを防ぐ門じゃ。

一度入ったら戻れないぞ？

回盲弁

大腸

小腸

盲腸？どこかで聞き覚えが……。

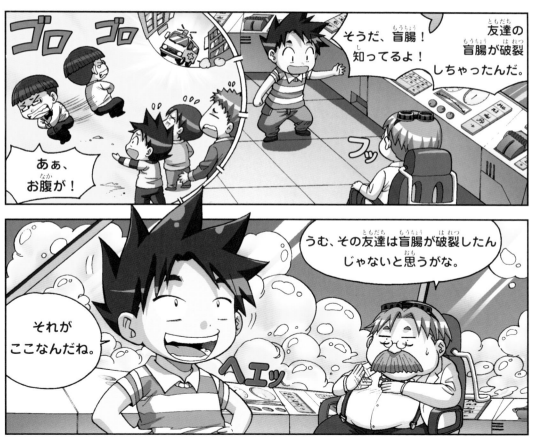

友達の盲腸が破裂しちゃったんだ。

そうだ、盲腸！知ってるよ！

ゴロ ゴロ

あぁ、お腹が！

うむ、その友達は盲腸が破裂したんじゃないと思うがな。

それがここなんだね。

ヘェッ

フッ

151

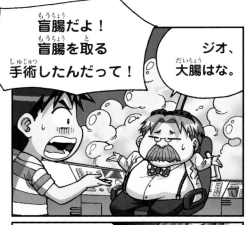

盲腸だよ！
盲腸を取る
手術したんだって！

ジオ、
大腸はな。

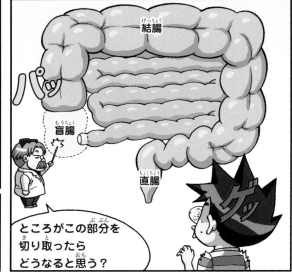

結腸

盲腸

直腸

盲腸、結腸、直腸の
３つからできて
おるんじゃ。

ところがこの部分を
切り取ったら
どうなると思う？

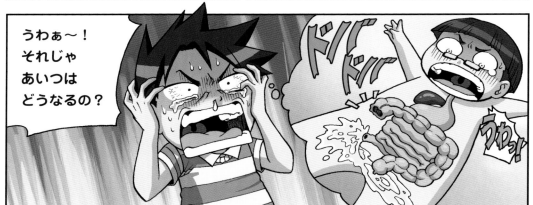

うわぁ〜！
それじゃ
あいつは
どうなるの？

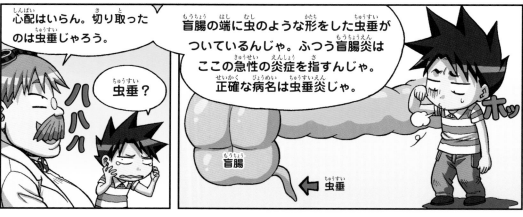

心配はいらん。切り取った
のは虫垂じゃろう。

虫垂？

盲腸の端に虫のような形をした虫垂が
ついているんじゃ。ふつう盲腸炎は
ここの急性の炎症を指すんじゃ。
正確な病名は虫垂炎じゃ。

盲腸

← 虫垂

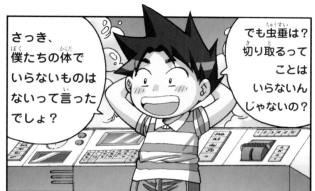

さっき、僕たちの体でいらないものはないって言ったでしょ？

でも虫垂は？切り取るってことはいらないんじゃないの？

違うわい！

ボカッ

虫垂は免疫機能の一部を担当するんじゃ。

他の免疫器官が代わりをできるから切除しても体に異常はないというだけじゃ。

虫垂を取る方が死ぬよりはマシじゃろ？

え？　死ぬこともあるの？　手術も簡単ですぐに退院もできたのに。

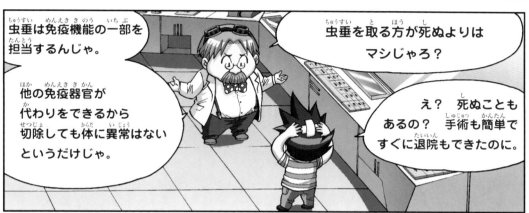

虫垂炎の切除手術は確かに簡単じゃが、虫垂の炎症から*腹膜炎に至って死ぬこともあるんじゃ。それに虫垂炎は診断が難しい病気の１つでもある。

死んじゃう～。

ただの盲腸じゃなかったのか……。

手術室

手術は簡単なのに診断は難しいの？

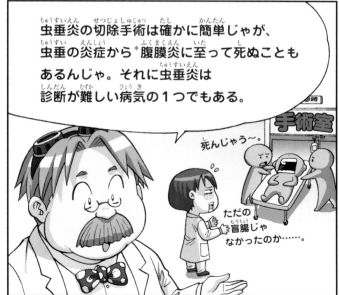

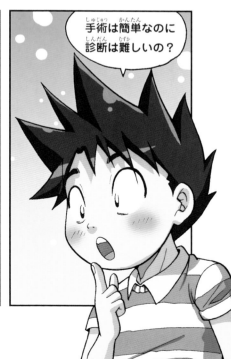

*腹膜炎　お腹の中の内臓を包んでいる薄い膜にできた炎症

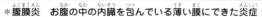

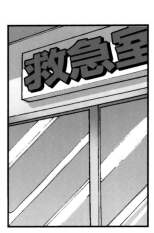

救急室

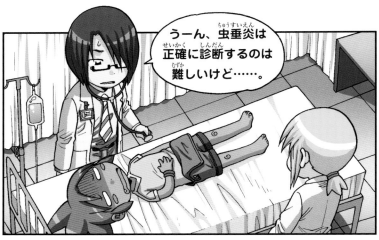

うーん、虫垂炎は正確に診断するのは難しいけど……。

症状が胃もたれや食あたりと似ていて、患者によって症状も違うから、別の病気だと思って治療のタイミングを逃しやすいんだ。

まず痛い場所によっていくつかの病気が考えられるけど、

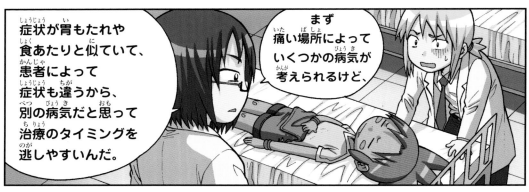

右上腹部が痛かったら胆のうや肝臓に問題があり、

真ん中の上腹部なら消化不良、胃炎、胃潰瘍、十二指腸潰瘍を、

左上腹部なら腎臓結石、急性すい炎、大腸炎など消化器の疾患を、

右下腹部なら虫垂炎と尿結石を、

左下腹部なら左の腎臓と尿管異常、女性は卵巣炎を、

お腹全体が痛い時は急性大腸炎や腹膜炎の疑いが……。

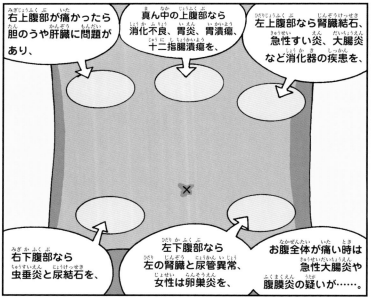

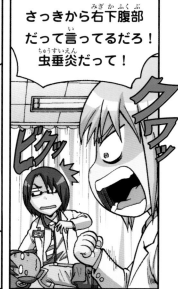

さっきから右下腹部だって言ってるだろ！虫垂炎だって！

154

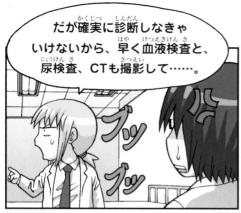

だが確実に診断しなきゃいけないから、早く血液検査と、尿検査、CTも撮影して……。

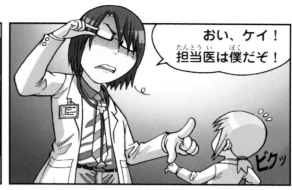

おい、ケイ！担当医は僕だぞ！

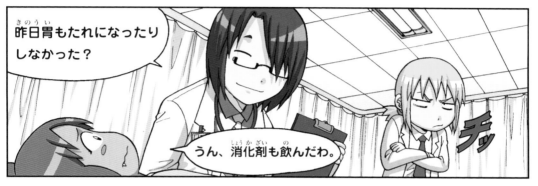

昨日胃もたれになったりしなかった？

うん、消化剤も飲んだわ。

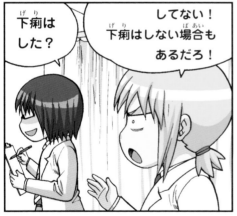

下痢はした？

してない！下痢はしない場合もあるだろ！

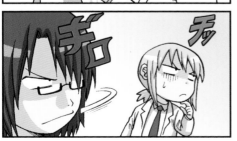

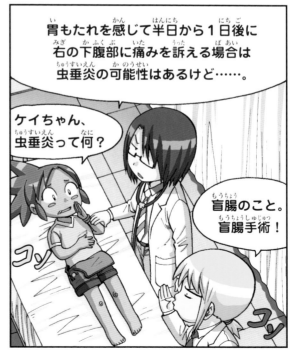

胃もたれを感じて半日から1日後に右の下腹部に痛みを訴える場合は虫垂炎の可能性はあるけど……。

ケイちゃん、虫垂炎って何？

盲腸のこと。盲腸手術！

155

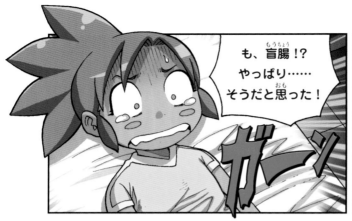

も、盲腸!?
やっぱり……
そうだと思った!

ガーン

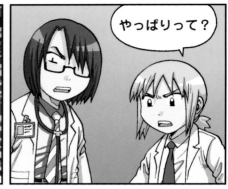

やっぱりって?

盲腸っていったら
砂嚢でしょ。砂が
集まる所!!

私、髪の毛をたくさん食べたの。
スイカの種も吐き出さないで
飲み込んで、ガムもたくさん
飲み込んじゃった。だからみんなが
盲腸になるって言ってた。
エーン。

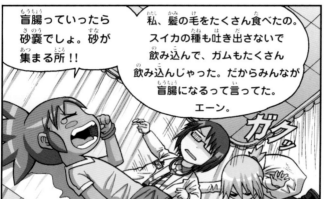

ガク

砂嚢? ピピは鳥じゃないから、
全部うんちで出てるよ。

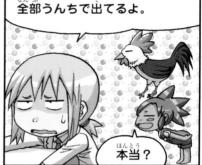

本当?

ハハ、それは
盲腸に対する間違った
知識だね。

盲腸、
いや虫垂炎は
細菌のせいで
虫垂に炎症が
起きるんだ。

盲腸

パンパン

ケケケ

虫垂

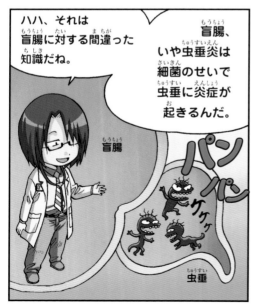

右下腹部を
押して痛かったら
虫垂炎である
可能性が高い。

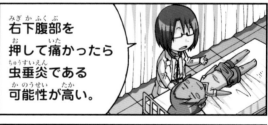

正確には、
おへそと骨盤が
出ている所を
結んだ線の
3分の2あたりだ。
やってみよう。

骨盤

へそ

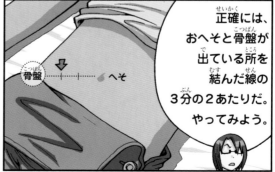

156

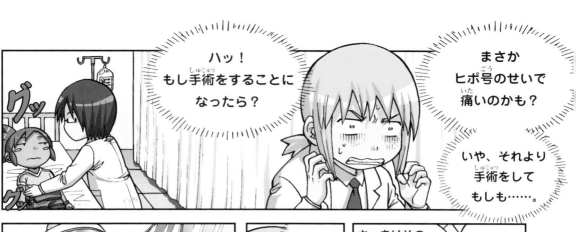

ハッ！
もし手術をすることに
なったら？

まさか
ヒポ号のせいで
痛いのかも？

いや、それより
手術をして
もしも……。

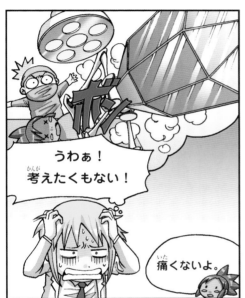

うわぁ！
考えたくもない！

痛くないよ。

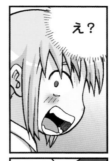

え？

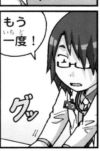

もう
一度！

グッ

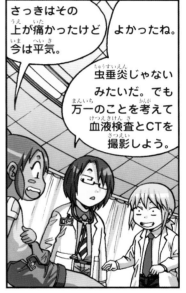

さっきはその
上が痛かったけど
今は平気。

よかったね。

虫垂炎じゃない
みたいだ。でも
万一のことを考えて
血液検査とCTを
撮影しよう。

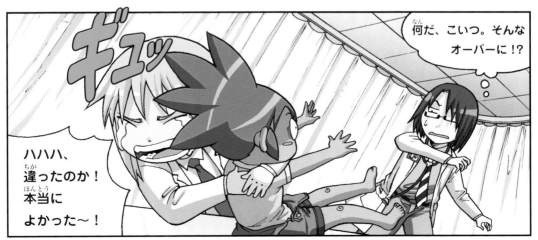

何だ、こいつ。そんな
オーバーに！？

ハハハ、
違ったのか！
本当に
よかった～！

157

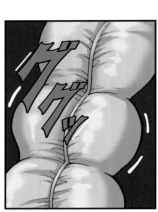

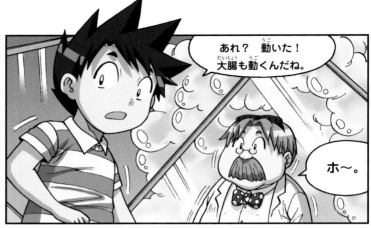

あれ？　動いた！
大腸も動くんだね。

ホ〜。

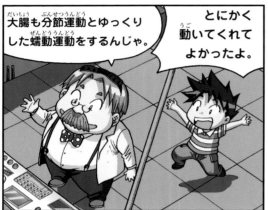

大腸も分節運動とゆっくり
した蠕動運動をするんじゃ。

とにかく
動いてくれて
よかったよ。

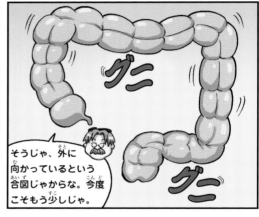

そうじゃ、外に
向かっているという
合図じゃからな。今度
こそもう少しじゃ。

グニ

グニ

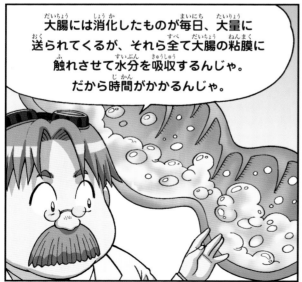

大腸には消化したものが毎日、大量に
送られてくるが、それら全て大腸の粘膜に
触れさせて水分を吸収するんじゃ。
だから時間がかかるんじゃ。

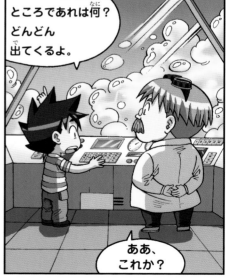

ところであれは何？
どんどん
出てくるよ。

ああ、
これか？

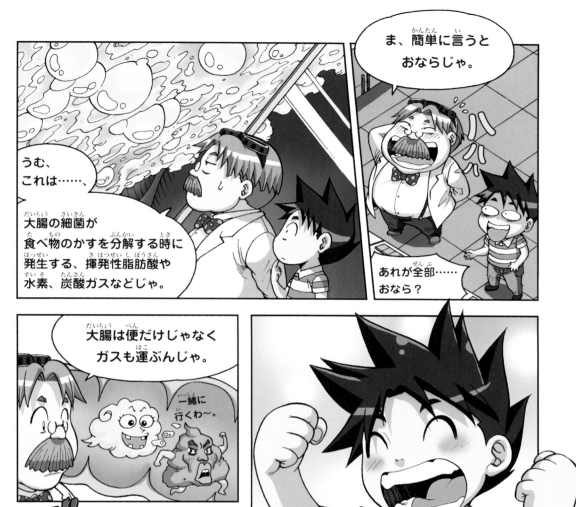

ま、簡単に言うと
おならじゃ。

うむ、
これは……、

大腸の細菌が
食べ物のかすを分解する時に
発生する、揮発性脂肪酸や
水素、炭酸ガスなどじゃ。

あれが全部……
おなら？

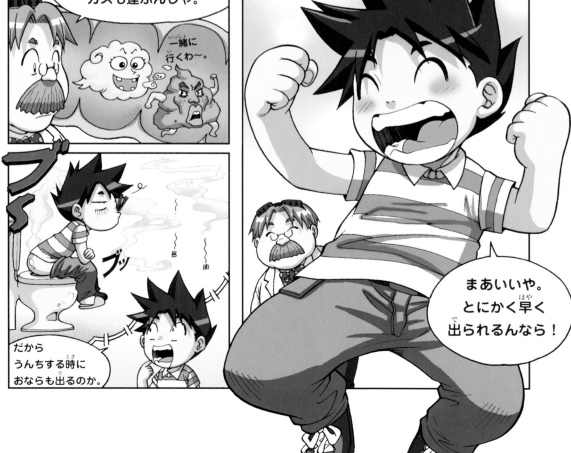

大腸は便だけじゃなく
ガスも運ぶんじゃ。

一緒に
行くわ〜。

だから
うんちする時に
おならも出るのか。

まあいいや。
とにかく早く
出られるんなら！

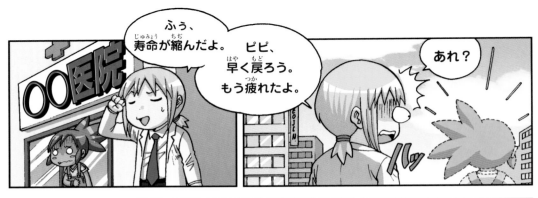

ふぅ、寿命が縮んだよ。ピピ、早く戻ろう。もう疲れたよ。

あれ？

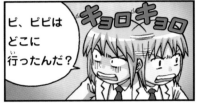

ピ、ピピはどこに行ったんだ？

キョロキョロ

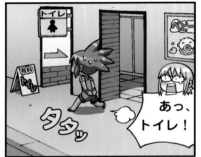

あっ、トイレ！

タタッ

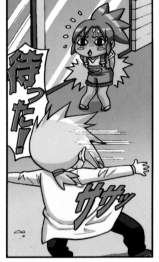

待った！

ササッ

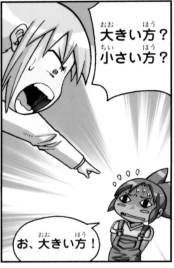

大きい方？小さい方？

お、大きい方！

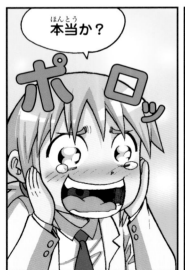

本当か？

ポロッ

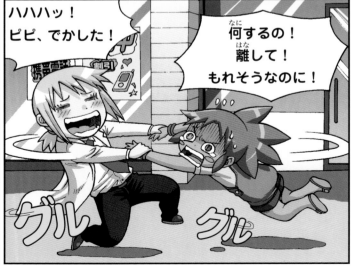

ハハハッ！ピピ、でかした！

何するの！離して！もれそうなのに！

グル

グル

160

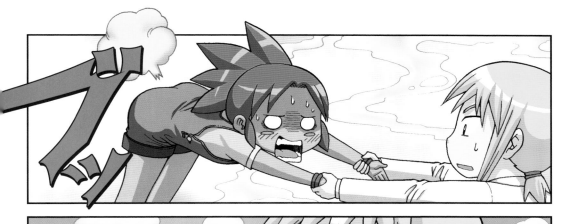

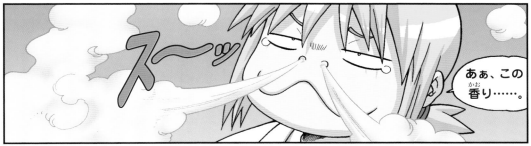

あぁ、この
香り……。

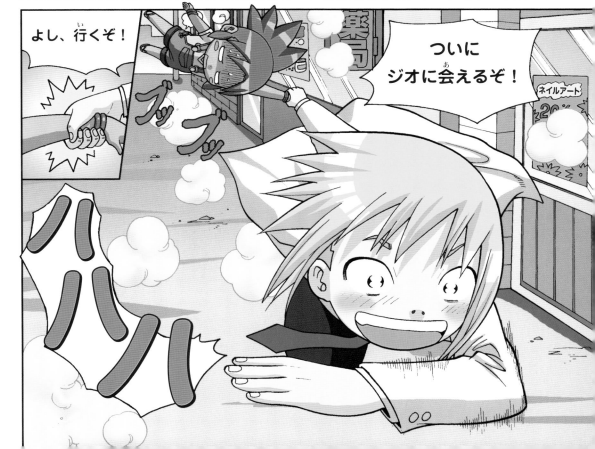

よし、行くぞ！

ついに
ジオに会えるぞ！

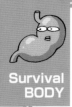

Survival
BODY

消化器系 大腸

　大腸は食道、胃、小腸を通ってかすになった食べ物の水分を吸収します。水分がなくなった食べ物のかすは4分の1ほどに体積が減って、便となって体の外に送り出されます。大腸は盲腸、結腸、直腸に分かれています。長さは約1.5メートルで、小腸の約4分の1ですが、そのかわり太さが2倍くらいなので大腸と呼ばれます。

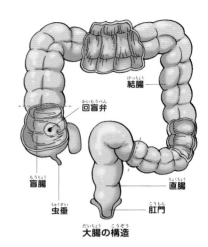

結腸
回盲弁
盲腸
虫垂
直腸
肛門

大腸の構造

回盲弁

　厚いくちびるのような形をした、二つの弁膜でできている回盲弁は、大腸から食べ物のかすと細菌が小腸に入らないように防ぐ働きをしています。

盲腸

　盲腸は大腸の最初の部分で、大腸の中で最も太いです。盲腸の下端には長さ6〜9センチほどの虫垂があり、免疫機能を担当しています。

結腸

　大腸の大部分を占める結腸は主に食べ物のかすの水分を吸収します。

直腸

　直腸は約10〜15センチの大腸の最後の部分です。肛門とつながっていて、周辺の括約筋によって排便を調節しています。便とガスが下りてきて直腸が膨れ上がると、トイレに行きたいと感じるようになるのです。

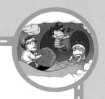

大腸菌

　大腸は内臓の中でただ一つ、たくさんの細菌が活動している器官で、大腸の粘膜には様々な色や形、大きさの細菌が100兆個以上もいると言われます。これらの細菌をまとめて大腸菌と呼びますが、大腸菌は人体にとってとても有益な細菌です。大腸菌は、消化できない食物繊維を分解したり、タンパク質やアミノ酸を分解したりします。また、ビタミンK、ビタミンB1、ビタミンB2などの栄養素を合成します。大腸菌は、腸がよく働けるように助けてくれるのです。

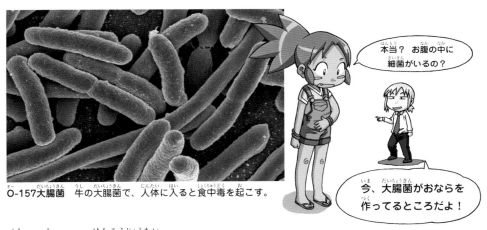

O-157大腸菌　牛の大腸菌で、人体に入ると食中毒を起こす。

> 本当？　お腹の中に細菌がいるの？

> 今、大腸菌がおならを作ってるところだよ！

便で分かる健康状態

　大便は体内分泌液や腸内細菌、消化できなかった食べ物のかすなどでできており、水分が約70％を占めています。健康状態がいい時に一度に出る大便の量は100〜250gほどで、普通黄土色ですが、これは本来緑色の胆汁が消化器系を通って分解されてこの色になるのです。体調が悪くて便秘や下痢をすると、便の色も赤褐色になったり黒褐色になったりします。このような状態が長く続いたら、消化器系の病気の恐れがあるので病院に行く方がいいです。

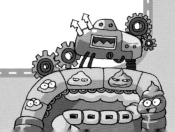

12章
ケイの叫び

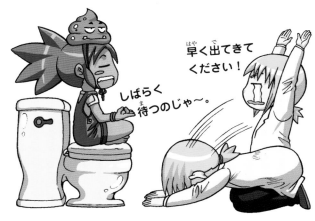

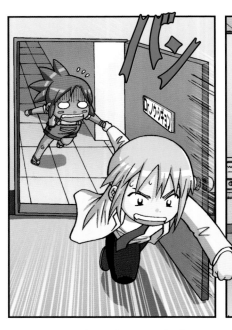

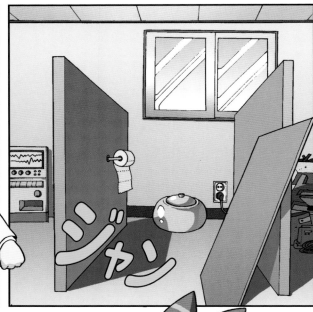

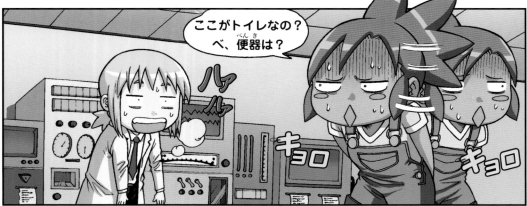

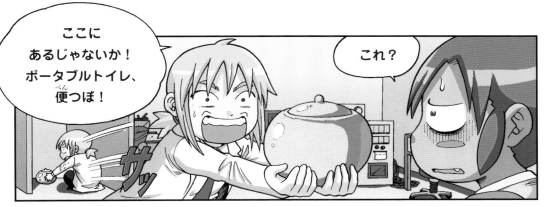

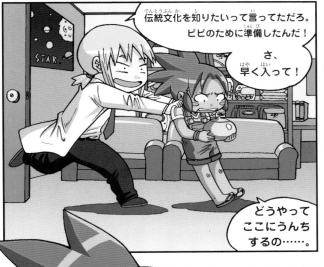

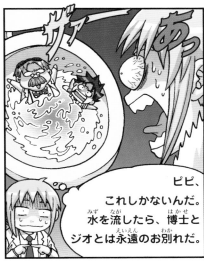

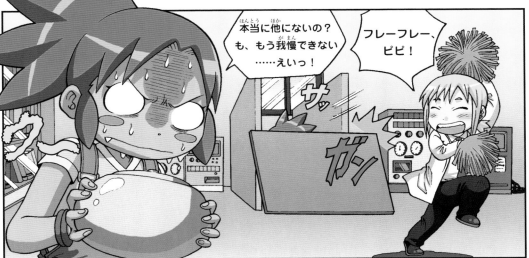

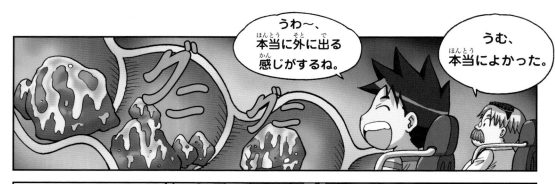

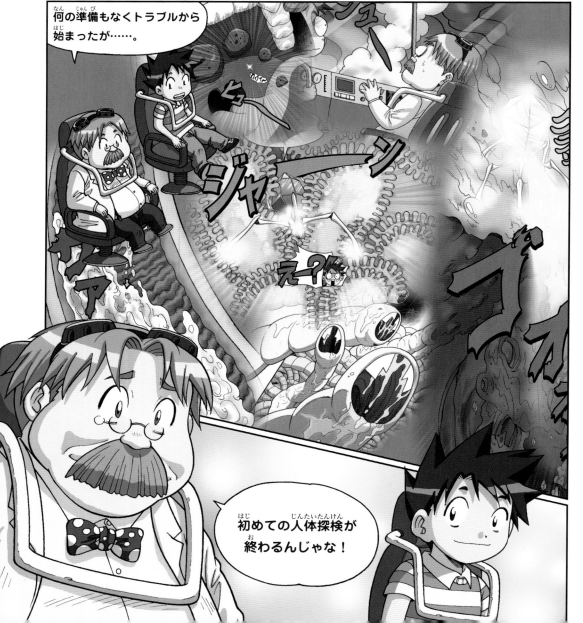

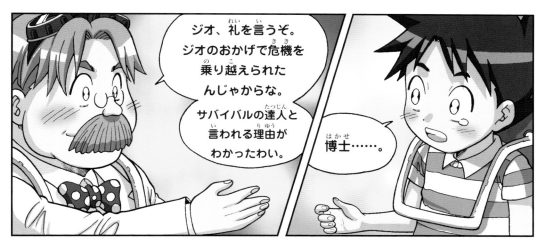

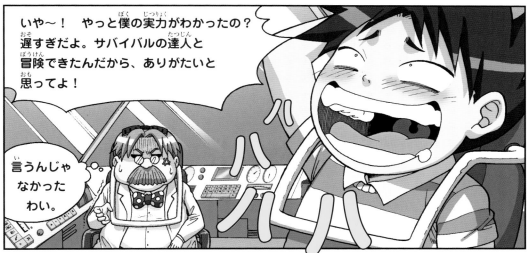

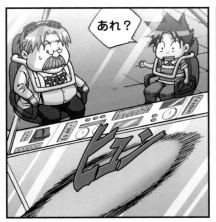

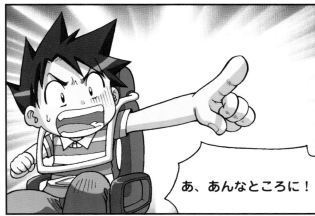

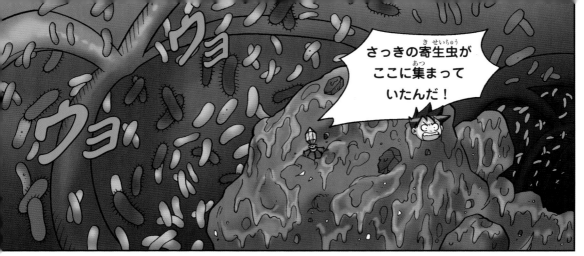

さっきの寄生虫（きせいちゅう）がここに集（あつ）まっていたんだ！

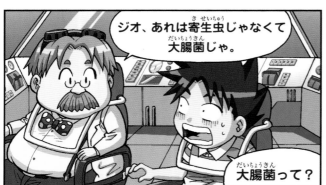

ジオ、あれは寄生虫（きせいちゅう）じゃなくて大腸菌（だいちょうきん）じゃ。

大腸菌（だいちょうきん）って？

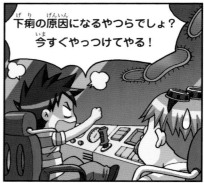

下痢（げり）の原因（げんいん）になるやつらでしょ？今（いま）すぐやっつけてやる！

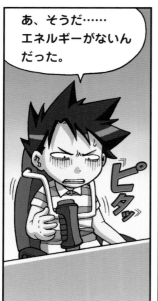

あ、そうだ……エネルギーがないんだった。

ピタッ

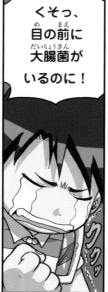

くそっ、目（め）の前（まえ）に大腸菌（だいちょうきん）がいるのに！

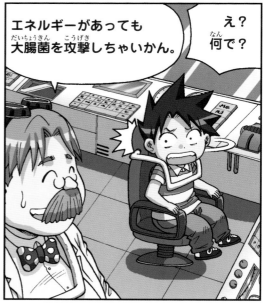

エネルギーがあっても大腸菌（だいちょうきん）を攻撃（こうげき）しちゃいかん。

え？何（なん）で？

168

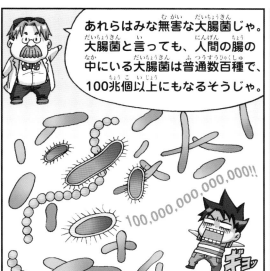

あれらはみな無害な大腸菌じゃ。大腸菌と言っても、人間の腸の中にいる大腸菌は普通数百種で、100兆個以上にもなるそうじゃ。

100,000,000,000,000!!

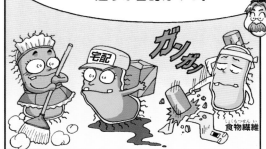

大腸菌は大腸の中で各自の仕事があるんじゃ。ある菌は掃除をして、ある菌は掃除に必要な液体を運び、ある菌は消化できない食物繊維を砕くんじゃ。それぞれ仕事は違うが目的は1つ。

食物繊維

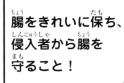

腸をきれいに保ち、侵入者から腸を守ること！

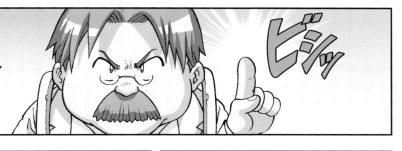

ビシッ

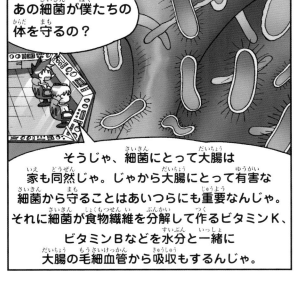

あの細菌が僕たちの体を守るの？

そうじゃ、細菌にとって大腸は家も同然じゃ。じゃから大腸にとって有害な細菌から守ることはあいつらにも重要なんじゃ。それに細菌が食物繊維を分解して作るビタミンK、ビタミンBなどを水分と一緒に大腸の毛細血管から吸収もするんじゃ。

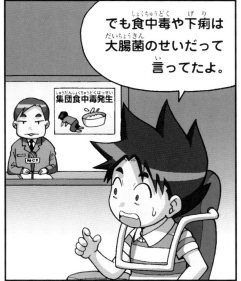

でも食中毒や下痢は大腸菌のせいだって言ってたよ。

集団食中毒発生

169

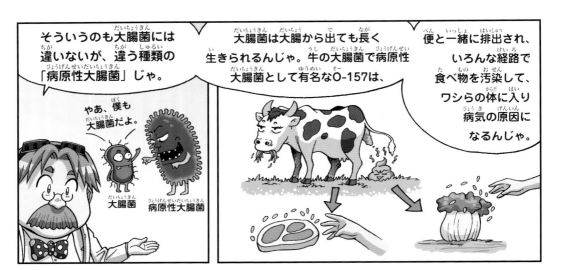

そういうのも大腸菌には違いないが、違う種類の「病原性大腸菌」じゃ。

やあ、僕も大腸菌だよ。

大腸菌

病原性大腸菌

大腸菌は大腸から出ても長く生きられるんじゃ。牛の大腸菌で病原性大腸菌として有名なO-157は、

便と一緒に排出され、いろんな経路で食べ物を汚染して、ワシらの体に入り病気の原因になるんじゃ。

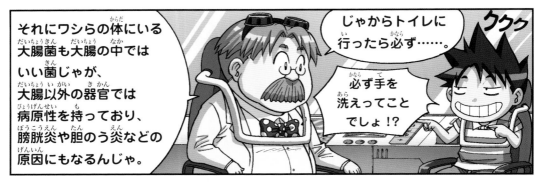

それにワシらの体にいる大腸菌も大腸の中ではいい菌じゃが、大腸以外の器官では病原性を持っており、膀胱炎や胆のう炎などの原因にもなるんじゃ。

じゃからトイレに行ったら必ず……。

ククク

必ず手を洗えってことでしょ!?

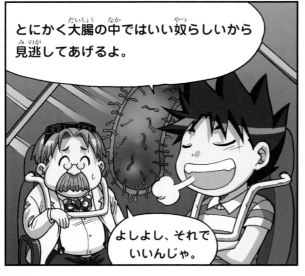

とにかく大腸の中ではいい奴らしいから見逃してあげるよ。

よしよし、それでいいんじゃ。

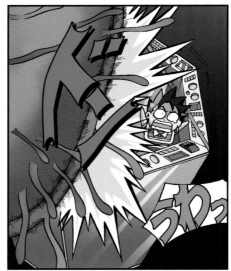

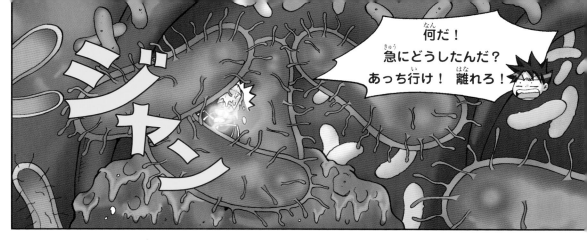

何だ！
急にどうしたんだ？
あっち行け！　離れろ！

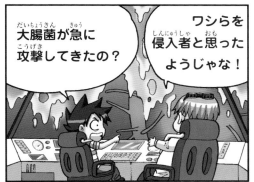

大腸菌が急に
攻撃してきたの？

ワシらを
侵入者と思った
ようじゃな！

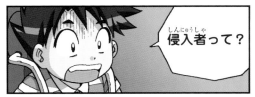

侵入者って？

さっき菌を追い払って
腸を守るのも大腸菌の
仕事だと言ったじゃろ？

実はヒポ号は
＊バクテリオファージと
いうウイルスをまねて
作ったんじゃ。

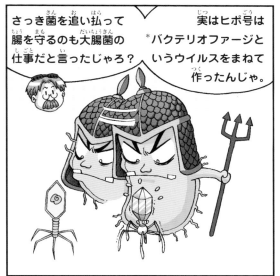

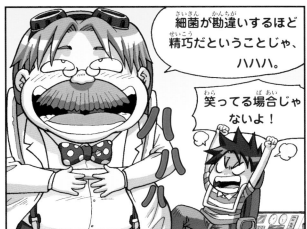

細菌が勘違いするほど
精巧だということじゃ、
ハハハ。

笑ってる場合じゃ
ないよ！

心配するな。
ヒポ号は細菌が分解できる
材質じゃない。
大腸の水分吸収が終われば
すぐ出られる……。

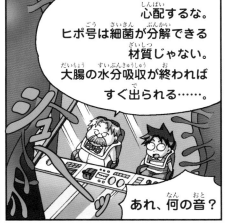

あれ、何の音？

＊バクテリオファージ　細菌に感染するウイルス

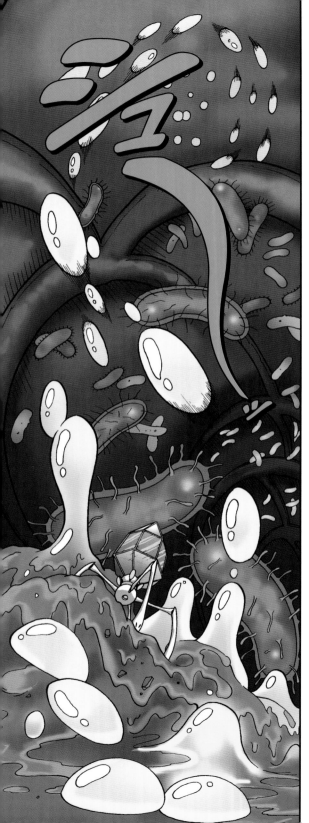

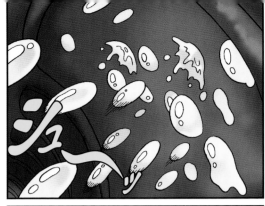

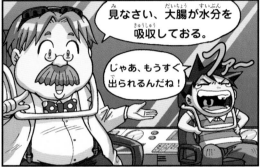

見なさい、大腸が水分を吸収しておる。

じゃあ、もうすぐ出られるんだね！

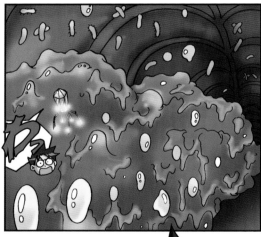

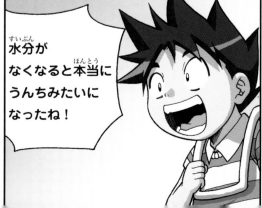

水分がなくなると本当にうんちみたいになったね！

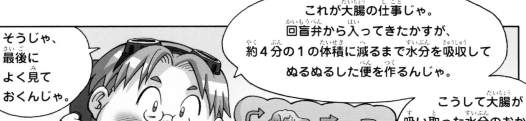
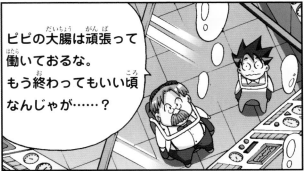
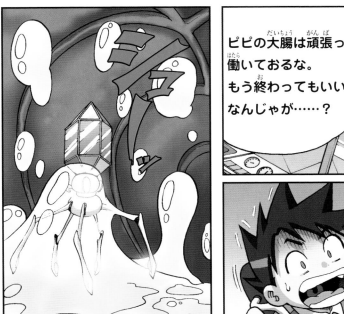
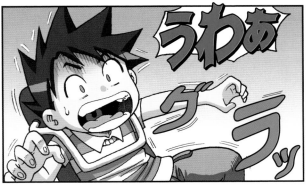

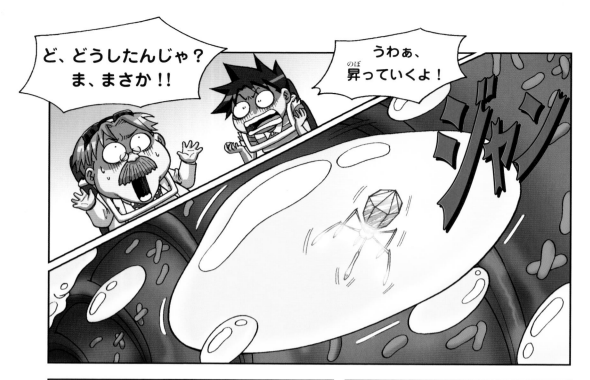

ど、どうしたんじゃ？
ま、まさか！！

うわぁ、
昇（のぼ）っていくよ！

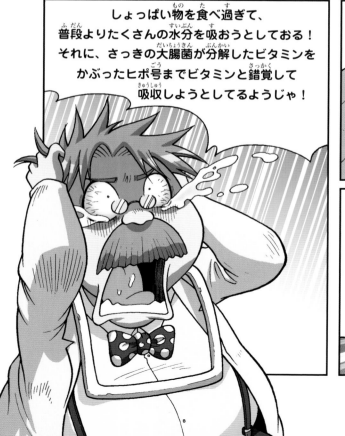

しょっぱい物（もの）を食（た）べ過（す）ぎて、
普段（ふだん）よりたくさんの水分（すいぶん）を吸（す）おうとしておる！
それに、さっきの大腸菌（だいちょうきん）が分解（ぶんかい）したビタミンを
かぶったヒポ号（ごう）までビタミンと錯覚（さっかく）して
吸収（きゅうしゅう）しようとしてるようじゃ！

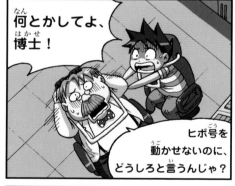

何（なん）とかしてよ、
博士（はかせ）！

ヒポ号（ごう）を
動（うご）かせないのに、
どうしろと言（い）うんじゃ？

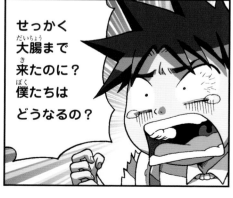

せっかく
大腸（だいちょう）まで
来（き）たのに？
僕（ぼく）たちは
どうなるの？

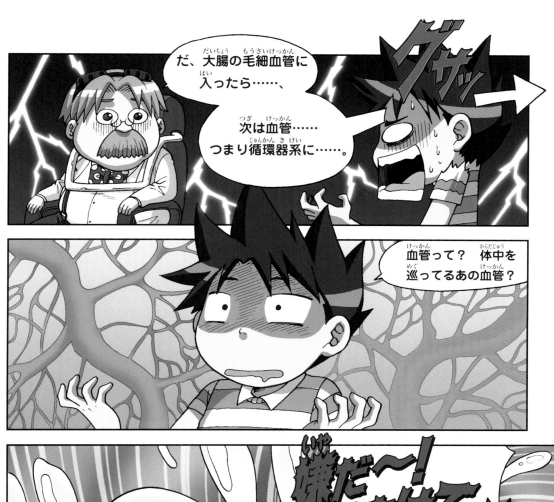

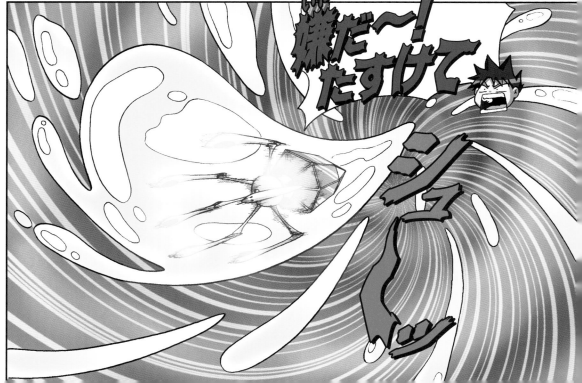

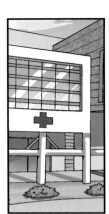

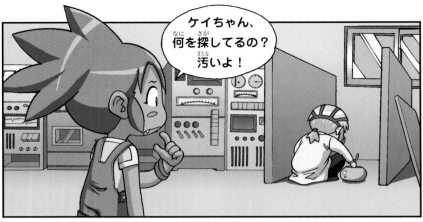

ケイちゃん、
何を探してるの？
汚いよ！

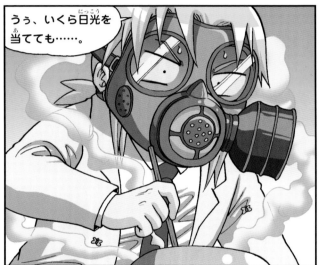

うぅ、いくら日光を
当てても……。

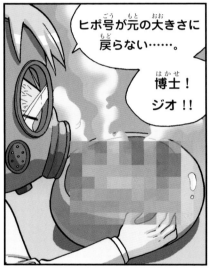

ヒポ号が元の大きさに
戻らない……。

博士！
ジオ！！

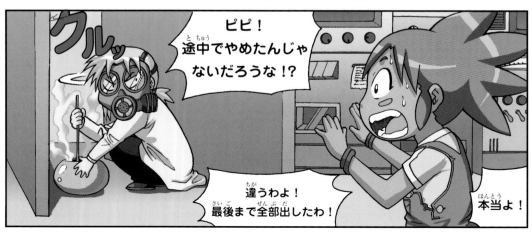

ピピ！
途中でやめたんじゃ
ないだろうな！？

違うわよ！
最後まで全部出したわ！

本当よ！

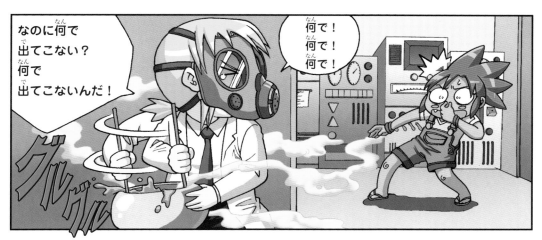

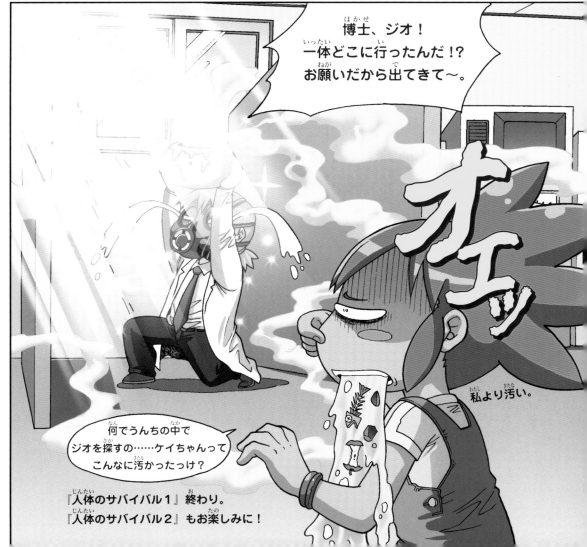

『人体のサバイバル1』終わり。
『人体のサバイバル2』もお楽しみに！

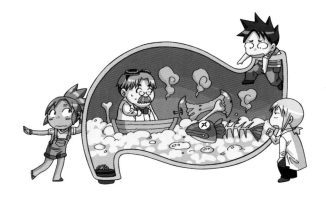

人体のサバイバル1

2010年10月30日　第1刷発行
2020年6月20日　第32刷発行

著　者　文　ゴムドリCO.／絵　韓賢東
発行者　橋田真琴
発行所　朝日新聞出版
　　　　〒104-8011
　　　　東京都中央区築地5-3-2
　　　　編集　生活・文化編集部
　　　　電話　03-5541-8833（編集）
　　　　　　　03-5540-7793（販売）

印刷所　株式会社リーブルテック
ISBN978-4-02-330849-7
定価はカバーに表示してあります

Translation：HANA Press Inc.
Japanese Edition Producer：Satoshi Ikeda
Special Thanks：Lee Young-Ho / Park Hyun-Mi
　　　　　　　　（Mirae N Co.,Ltd.）

サバイバル
公式サイトも
見に来てね！

楽しい動画もあるよ
サバイバルシリーズ　検索

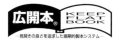

この本は広開本製本を
採用しています。

株式会社リーブルテック

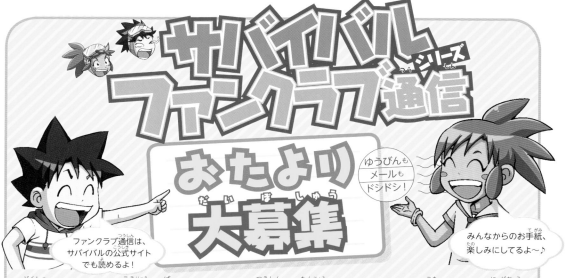

サバイバル ファンクラブ通信 シリーズ

おたより 大募集

ゆうびんも メールも ドシドシ！

ファンクラブ通信は、サバイバルの公式サイトでも読めるよ！

みんなからのお手紙、楽しみにしてるよ〜♪

読者のみんなとの交流の場、「ファンクラブ通信」が誕生したよ！ クイズに答えたり、似顔絵などの投稿コーナーに応募したりして、楽しんでね。「ファンクラブ通信」は、サバイバルシリーズ、対決シリーズの新刊に、はさんであるよ。書店で本を買ったときに、探してみてね！

おたよりコーナー 1

ジオ編集長からの挑戦状

『○○の サバイバル』を 作ろう！

みんなが読んでみたい、サバイバルのテーマとその内容を教えてね。もしかしたら、次回作に採用されるかも!?

例 冷蔵庫のサバイバル
何かが原因で、ジオたちが小さくなってしまい、知らぬ間に冷蔵庫の中に入れられてしまう。無事に出られるのか!?（9歳・女子）

おたよりコーナー 2

キミのイチオシは、どの本!?

サバイバル、応援メッセージ

キミが好きなサバイバル1冊と、その理由を教えてね。みんなからのアツ〜い応援メッセージ、待ってるよ〜！

例
鳥のサバイバル
ジオとピピの関係性が、コミカルですごく好きです!! サバイバルシリーズは、鳥や人体など、いろいろな知識がついてすごくうれしいです。（10歳・男子）

おたよりコーナー 3

ピピが審査員長！ 2コマであそぼ

お題となるマンガの1コマ目を見て、2コマ目を考えてみてね。みんなのギャグセンスが試されるゾ！

例 お題
井戸に落ちたジオ。なんとかはい出た先は!?

地下だったはずが、なぜか空の上!?

おたよりコーナー 4

ケイ館長の サバイバル 美術館

みんなが描いた似顔絵を、ケイが選んで美術館で紹介するよ。

例

上手い！

みんなからのおたより、大募集！

①コーナー名とその内容
②郵便番号
③住所
④名前
⑤学年と年齢
⑥電話番号
⑦掲載時のペンネーム（本名でも可）

を書いて、右記の宛て先に送ってね。掲載された人には、サバイバル特製グッズをプレゼント！

●郵送の場合
〒 104-8011　朝日新聞出版　生活・文化編集部
サバイバルシリーズ　ファンクラブ通信係

●メールの場合
junior @ asahi.com
件名に「サバイバルシリーズ　ファンクラブ通信」と書いてね。

※応募作品はお返ししません。※お便りの内容は一部、編集部で改稿している場合がございます。

ファンクラブ通信は、サバイバルの公式サイトでも見ることができるよ。

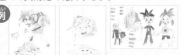

サバイバルシリーズ　検索

本の感想やサバイバルの知識を書いておこう。